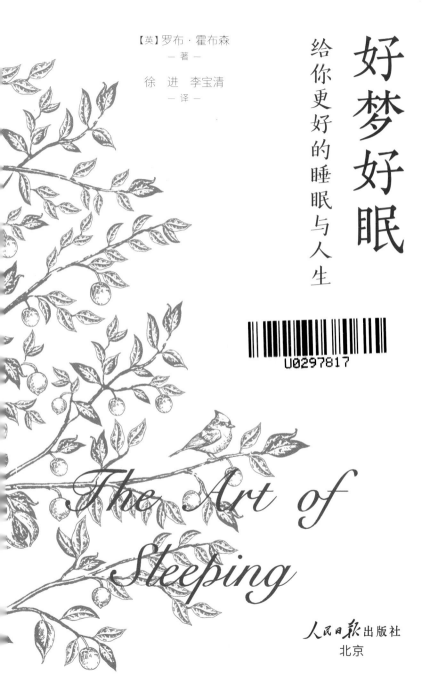

好梦好眠

给你更好的睡眠与人生

【英】罗布·霍布森

—著—

徐 进 李宝清

—译—

The Art of

Sleeping

人民日报出版社
北京

图书在版编目(CIP)数据

好梦好眠:给你更好的睡眠与人生 / (英)罗布·霍布森著;徐进,李宝清译. — 北京:人民日报出版社,2020.8

ISBN 978-7-5115-6510-5

Ⅰ.①好… Ⅱ.①罗… ②徐… ③李… Ⅲ.①睡眠-基本知识 Ⅳ.①R338.63

中国版本图书馆 CIP 数据核字(2020)第 156191 号

著作权合同登记号　图字:01-2020-4694

Copyright © Rob Hobson 2019

All rights reserved

Published by agreement with ROB HOBSON c/o Dorie Simmonds Agency Ltd.

书　　名:好梦好眠:给你更好的睡眠与人生
HAOMENG HAOMIAN:GEINI GENGHAO DE SHUIMIAN YU RENSHENG
著　　者:[英]罗布·霍布森
译　　者:徐　进　李宝清

出 版 人:刘华新
责任编辑:苏国友

出版发行:人民日报出版社
社　　址:北京金台西路 2 号
邮政编码:100733
发行热线:(010) 65369509　65369512　65363531　65363528
邮购热线:(010) 65369530　65363527
网　　址:www.peopledailypress.com
经　　销:新华书店
印　　刷:天津丰富彩艺印刷有限公司

开　　本:787mm×1092mm　1/32
字　　数:81 千字
印　　张:5.75
版次印次:2020 年 9 月第 1 版　2020 年 9 月第 1 次印刷

书　　号:ISBN 978-7-5115-6510-5
定　　价:46.00 元

如发现编校差错或印装问题,请拨打售后服务电话 010-82838515

目 录

CONTENTS

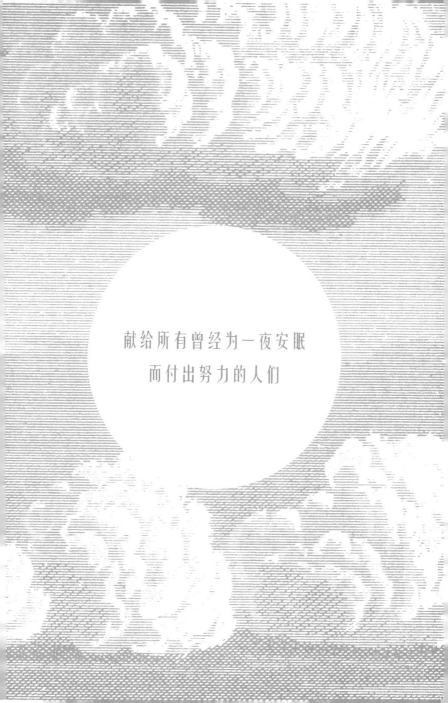

献给所有曾经为一夜安眠

而付出努力的人们

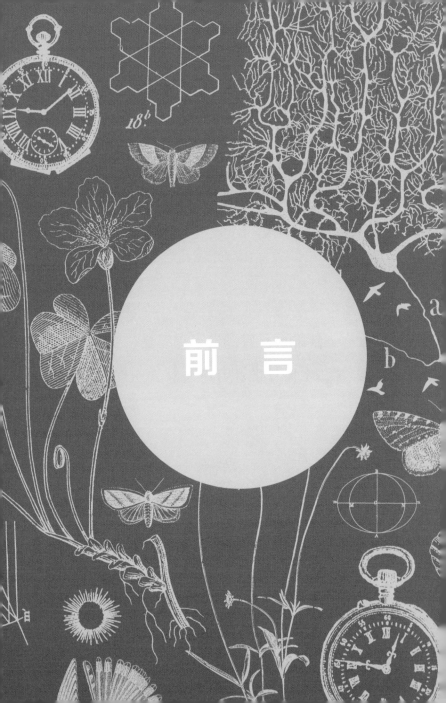

前　言

梦 乡

我们大多数人一生中三分之一的时间都花在了睡眠上，但并不是所有人都拥有好的睡眠。我们每晚的睡眠时间和睡眠质量都会影响我们身体的困倦度和疲劳度，其影响会渗透到我们日常生活中的方方面面，如我们的情绪、对日常工作的专注力、食欲、人际关系和记忆力等。

然而很多人并没有充分认识到睡眠的重要性，他们常常在日常生活和工作中表现出身体疲劳的症状。他们常常选择对这些疲劳症状熟视无睹，而不是找出其真正根源。久而久之，睡眠不足已经变成了一个很容易被忽视的问题。但如果糟糕的睡眠质量得不到有效的治疗和改善，就会导致人们患一些严重的疾病，进而影响身体的长期健康。

睡眠是一种自然的休息状态，在睡眠过程中，人们闭上眼睛，肌肉放松，神经系统处于非活跃状态，意识实际上是悬浮的。对人的身体而言，这是至关重要的自我补充和自我修复的时段，也是大脑用来处理信息、进行记忆和形成经验的机会窗口期。

睡眠对人体而言是必不可少的，毫无疑问也是保持身体健康的关键支柱之一。虽然我们对健康饮食和定期锻炼的承诺最终取决于个人有意识的选择，但睡眠有时会受到一些我们无法控制的因素的影响。我们可以给自己做一顿健康的午餐，也可以找到让自己早早去健身房锻炼身体的动力，但躺在床上试图入睡可能有点棘手。

我们中的很多人都是24小时文化的受害者，这样的文化氛围是现代社会对我们的工作和生活提出的要求和期望，再加上社交媒体的影响，这些都对我们的生活方式产生了巨大影响。由此形成的生活方式会影响我们的睡眠质量，尽管你可能认为自己靠很少的睡眠就能够生存下去，但实际上从我这里你得不出这样的答案。

我们中的很多人都为这种日常生活和工作模式制定了应对策略（在上午11:00之前就已经喝下第3杯咖啡来提神是

不是听起来很熟悉），而不是退后一步真正彻底地解决晚上无法入睡的问题。

经过多年与失眠的斗争，我开始研究多种不同的方法以获得最佳睡眠，同时也可以为大家提供一些好的建议。但是我认为最好的建议之一就是：单一尺寸不可能适合所有人，每个人都要找到适合自己的解决办法。

在这本实用的个人指南中，我引用了最新的科学研究成果和专家意见，我将把睡眠的艺术分解为3大支柱：行为（Behavior）、环境（Environment）和饮食（Diet），按英文单词首字母可以将其缩写为BED（床）。一旦你了解了自己的日常生活方式，就有可能养成属于自己的睡眠习惯。

我个人与失眠的斗争经历促使我写下这本《好梦好眠：给你更好的睡眠与人生》，我希望这本书适合每一个人，无论你现在是正与失眠作斗争，还是正在努力寻求更好的睡眠质量，或者只是简单地对良好睡眠的形成机制感兴趣。我希望通过阅读这本书，你能够实现梦想的睡眠。

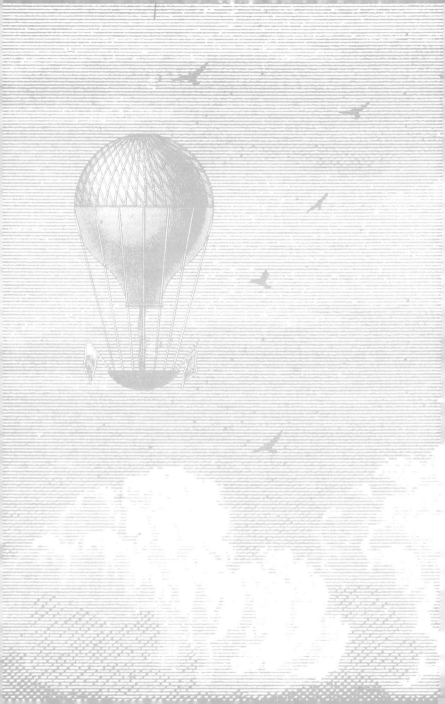

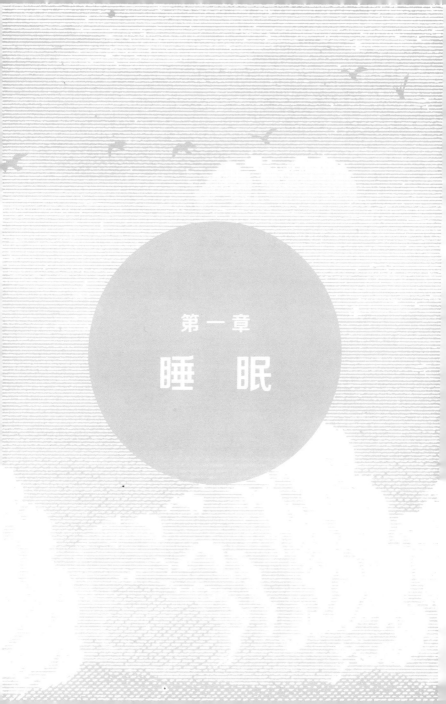

第 一 章

睡　眠

睡眠是把健康和我们的身体联系在一起的黄金链条。

——[英]托马斯·德克尔

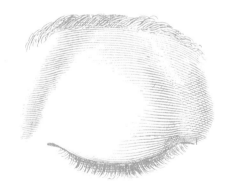

睡眠是身心的一种状态，

通常在每晚几小时内反复出现。

此时，

我们的神经系统是不活跃的，

双眼是闭着的，

姿势肌是放松的，

意识实际上是悬浮的。

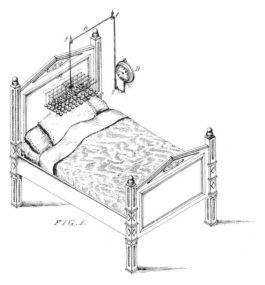

瞌睡

午睡

小憩

鼾声如雷

午休

渐入梦乡

睡　觉

酣　睡

呼呼大睡

昏昏欲睡

打　盹

睡眠是人们休息的一个时段，但此时你身体的各个器官正在努力工作以确保身体处于健康状态。

分泌更多的生长激素，可以帮助修复身体组织。

蛋白质以更快的速度进行补充，以支撑身体的生长和修复。

在睡眠过程中，大脑会处理信息、进行记忆和形成经验。

人为什么需要睡眠？

生成更多的皮肤细胞、红细胞和免疫细胞。

睡眠对于我们的日常生活至关重要，它影响着我们日常工作和生活中的方方面面，其中包括：

注意力

专注力

创造力

洞察力

学习力

记忆力

决策能力

情感

人际关系

昼夜节律

你有没有想过你为什么会在每天晚上大约同一个时间感到睡意，或是在每天早晨的大约同一个时间醒来？其实，这仅仅是你体内的昼夜节律工作中简单的一部分。

昼夜节律是以24小时左右为周期的，它发生在生物的生理过程中——包括植物、动物、真菌和蓝细菌——存在于身体的每个细胞中，通过调节激素的分泌和其他生物过程来帮助人们设定睡眠模式。昼夜节律是受人体的内部生物钟控制的，并受到光线和温度等环境因素的影响；身体的睡眠–觉醒周期就是与光线相关的昼夜节律发挥作用的一个典型例子，它决定了我们的睡眠模式。

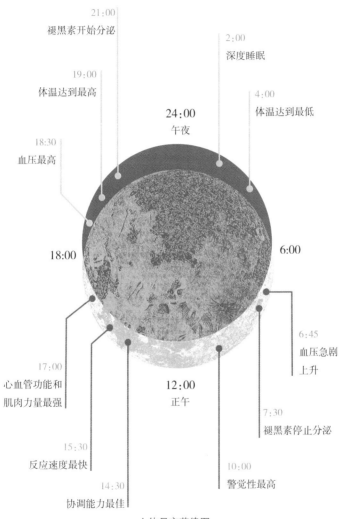

21:00
褪黑素开始分泌

2:00
深度睡眠

19:00
体温达到最高

4:00
体温达到最低

24:00
午夜

18:30
血压最高

18:00

6:00

6:45
血压急剧
上升

17:00
心血管功能和
肌肉力量最强

12:00
正午

7:30
褪黑素停止分泌

15:30
反应速度最快

10:00
警觉性最高

14:30
协调能力最佳

人体昼夜节律图

人们普遍认为现代人类起源于非洲赤道以北的地区，那里有着恒定为12个小时的日光照射，一些研究结果也揭示了人类的进化是如何影响我们的生物钟的。随着人类迁徙到不同纬度的地区，他们接收日光照射的时间长度也发生了变化，这就影响了他们的生物钟。

这些节奏已经在我们体内根深蒂固，构成了我们生命的基础。无论你生活在何处，你身体内的各种生化过程都受到以下基本事实的驱动：地球每24个小时就会绕地轴自转一圈，从而形成固定的日光和黑暗模式。无论我们的生活中发生了什么，我们身上的这个不断嘀嗒作响的节律会让我们自身感到非常舒服。

正常情况下，人体的能量下降最快的时候是在深夜（大约凌晨2:00至凌晨4:00）和午餐之后（大约下午13:00至下午15:00），所以许多人都渴望午餐后小睡一会儿。但这些时间范围会根据你的睡眠类型而略有不同，后者决定了你是早起的百灵鸟还是夜晚的猫头鹰，稍后我将对此进行解释（请参阅第49页）。

睡眠不足会使人们在睡意和警觉性方面的波动更加明显。因此，如果你是一个拥有良好睡眠的人，与那些睡眠不足的人相比，就几乎感觉不到那些强烈的波动。

习惯在我们的日常生活中至关重要，因为它帮助我们与昼夜节律的自然活动保持同步。每天在同一时间入睡和起床会使你的身体保持稳定的状态，保持在合适的能量水平并确保身体内各个组织的正常再生。睡眠被打断或者不规律会不可避免地让你感到疲劳与不适，而光线的明暗也会影响你的生物钟和昼夜节律。

生物钟

是的，这真的是一件事情！你的昼夜节律可以被认为是在你的大脑背景中发生的既定事件的一个循环，但正是神经通路对光线的复杂反应确保了它们像时钟一样运转。

暴露在光照下会刺激从眼睛视网膜到大脑下丘脑区域的神经通路。这里有一个被称为视交叉上核（SCN）的特殊中心，它的工作原理就类似于时钟。视交叉

上核设定了一种受管制的活动模式,这种活动模式会影响整个身体,如调节体温、心率、血压,以及释放有助于我们睡眠的激素等。

褪黑素:睡眠激素

褪黑素(melatonin)是一种由人体松果体产生的天然激素,是驱动和主导我们睡眠 – 觉醒周期的关键激素。

人体松果体是一个如豌豆大小的腺体,位于大脑中部上方,在白天它是不活跃的,但是当太阳下山夜晚来临时,松果体被视交叉上核"打开",开始积极分泌褪黑素,并将其释放到血液中。这通常发生在晚上21:00至晚上23:00之间。其结果就是,此时血液中的褪黑素水平会急剧上升,使得人们开始感觉到自己的警觉性在降低,从而产生浓浓的睡意。

血液中的褪黑素水平在夜间会持续升高约12个小时,直到新的一天来临,到上午9:00左右才会回落到白天的水平。白天的褪黑素水平几乎检测不到。

皮质醇：唤醒激素

每天早晨从身体接收到第一缕阳光开始，我们的视交叉上核中的"时钟"就开始工作了，例如升高体温，释放诸如皮质醇（cortisol）这类由肾上腺分泌的刺激激素等，这些机能也能刺激人体摄取让我们能"感觉良好"的激素——血清素（serotonin）。与此同时，我们的视交叉上核发出指令延迟释放诸如褪黑素这类与睡眠机制启动相关的激素，这种情况一直会持续到夜晚再度来临。

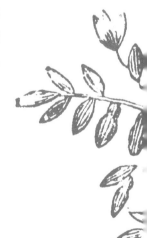

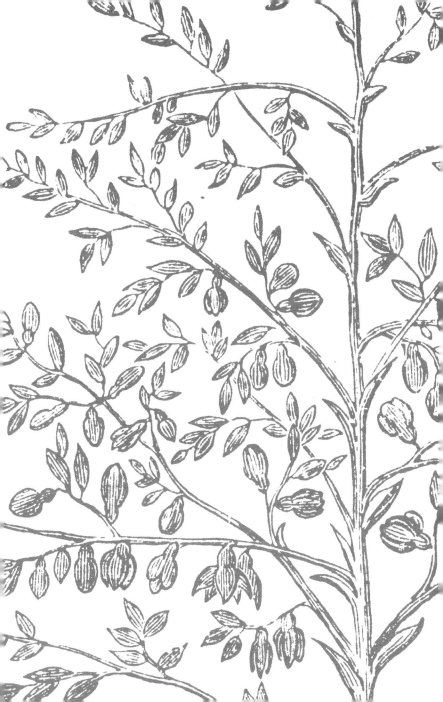

睡眠结构

"睡眠结构"一词是指正常睡眠的结构性组成。就像你的昼夜节律是以一个周期中发生的一系列行为来表征一样，你的睡眠结构也是如此，它在整个晚上的不同阶段发生。

睡眠可分为两部分：非快速眼动睡眠（NREM）和快速眼动睡眠（REM）。 在非快速眼动睡眠期间，你的呼吸和心率会变得缓慢而有规律，血压下降，整个人都会表现得非常安静。顾名思义，快速眼动睡眠的特征就是眼球快速运动，伴随着脉搏和呼吸的加快,但身体其他部分保持静止。在快速眼动睡眠阶段,你更有可能做梦,这也是在你醒来之前进行的一个阶段。

一个单个的睡眠周期由4个阶段组成,整个周期持续约90分钟,在整个晚上循环往复。单一睡眠周期的前3个阶段属于非快速眼动睡眠,每个阶段在脑波模式、眼球运动和肌肉张力等几个方面都有其独有的特征——这约占整个睡眠周期时间长度的75%。快速眼动睡眠发生在睡眠周期的第4阶段,其约占整个睡眠周期时间长度的25%。

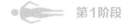 **第1阶段**

第1阶段是短暂的过渡,仅持续5~10分钟。在此期间,虽然你的眼睛是闭着的,但睡眠很浅,仍然会有意识。在这个阶段,你的大脑将进入睡眠状态,但是你并不觉得自己是在睡觉。这个阶段也是最容易醒来的阶段。

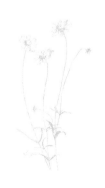

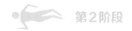 **第2阶段**

第2阶段通常被称为"轻度睡眠"阶段，它代表了睡眠周期循环中最重要的部分之一，几乎占据了单个睡眠周期中50%的时间，其特征是呼吸和心率减慢。在这个阶段，人们的记忆和情绪在大脑中得到处理，就像你的新陈代谢的调节一样——在体内发生的维持生命的化学过程。

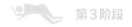 **第3阶段**

在非快速眼动睡眠的这一阶段，呼吸是最慢的，你的肌肉开始放松，心律也得到了控制。在这个阶段你可能不太容易被吵醒，如果被吵醒了，在接下来的一段时间内你会感到迷茫。此时你之所以难以醒来是因为你的身体本能地想尽快进入深度睡眠。你的身体本身就拥有深度睡眠的自然驱动力，所以一旦你满足了它，这种需求就会消散。睡眠的第3阶段通常发生在半夜，随后你的睡眠周期会调整到需要更长时间的轻度睡眠阶段和快速眼动睡眠阶段。

第3个睡眠阶段与你的身体息息相关，在这个阶段大脑的思考部分会暂时"离线"。在深度睡眠期间，你的身体会分泌生长激素，来帮助组织、骨骼和肌肉细胞的修复和重建。睡眠周期的第1至第3阶段也有助于增强免疫系统。人的年龄会影响睡眠周期中4个阶段的时间分布，随着年龄的增长，轻度睡眠在单个睡眠周期中的时间占比会更多一些，深度睡眠的时间占比会更少。

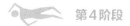 **第4阶段**

　　虽然前一个阶段的深度睡眠都与身体有关，但第4阶段（或称为快速眼动睡眠阶段）则集中在大脑，因为大脑在睡眠周期的这一阶段最为活跃。虽然你的身体在大部分时间保持不动，但你的眼球将朝不同的方向快速活动。在这个阶段，你的心率加快，呼吸变得更加不规律，蛋白质合成也达到高峰，这有助于维持身体正常运转所需的过程。做梦通常发生在这个阶段，同时还有情绪和记忆的管理。

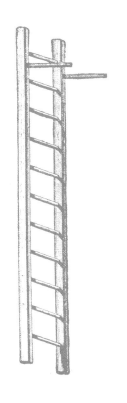

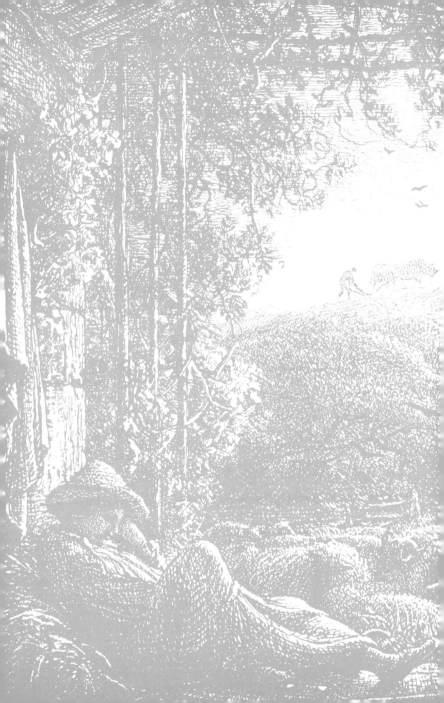

做梦

做梦是人类睡眠中最显著的但最不为人知的特征之一。在梦中，我们的思维遵循着离奇且不合逻辑的情节，有的梦是随机的、毫无意义的，有的梦与我们清醒时的经历有关。激烈的梦大多发生在快速眼动睡眠阶段，因为这是大脑最活跃的时候，但有些梦仍然可能发生在非快速眼动睡眠阶段。

梦境通常会让我们产生一种幻觉，因为现实生活中不可能出现的场景可能会出现在梦境中。然而，梦中发生的事情并不总是美好的，相反，梦魇会让我们感到恐惧、焦虑和痛苦，从而导致失眠等睡眠问题。

关于梦的成因，哲学家和心理学家们给出了很多解释。西格蒙德·弗洛伊德（Sigmund Freud）认为梦揭示了一个人最深层次的无意识欲望，在梦中我们用象征性的物体来掩饰这些冲动。其他研究人员提出的理论认为，做梦可能是一种离线的记忆处理方式，通过这种方式，人们得以巩固学习内容和进行日常记忆，甚至可以说做梦提供了一种人类发展认知能力的方式。还有理论认为，做梦是一种古老的生物防御机制。在梦里，人们会对外界的威胁性事件进行模拟，使我们在现实生活中更有洞察力，从而避免此类事件。此外，也有理论认为，做梦只是大脑随机活动的结果。

　　根据目前已知的研究成果，梦的真正含义至今仍然是一个谜，许多问题仍然没有答案。也许我们永远不会知道，但是现在你可以选择你愿意相信的理论。

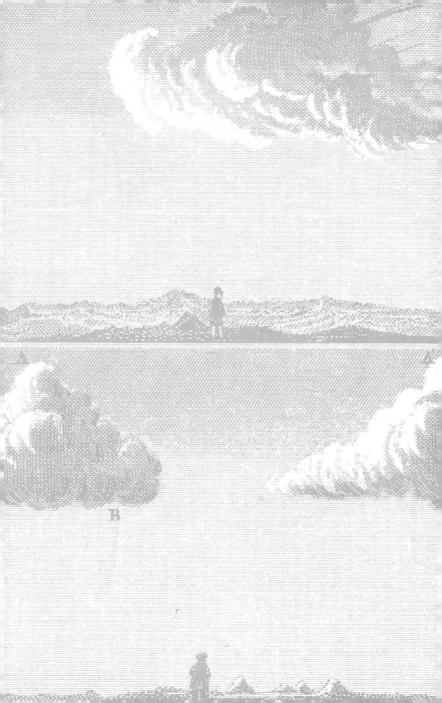

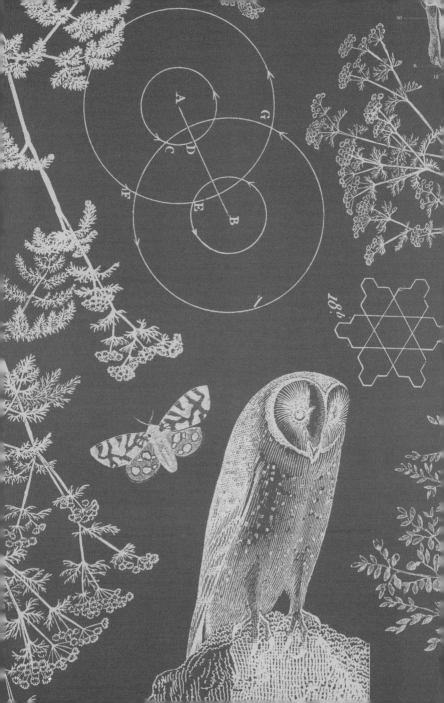

梦魇

我们中的大多数人都睡眠不足。我们处在一个"一根蜡烛两头烧"的社会，常有人彻夜学习、工作或者娱乐，毫无节制。从短期和长期来看，睡眠不足都会带来严重的后果，从而影响我们生活中的方方面面。

通常认为，人们每天最佳的睡眠时长为8个小时左右，但皇家公共卫生协会的调查结果表明，大多数人每天的睡眠时间不到7个小时，平均一周睡眠的"赤字"时间相当于一整晚的睡眠时间。英国睡眠协会的研究结果表明，33%的人每天的睡眠时间为5~6个小时，7%的人每天的睡眠时间不到5个小时。

睡眠所具有的再生能力可以帮助大脑处理各种信息，使肌肉和关节得到休息和恢复，并将蛋白质补充到身体的各个部位，从而促进人体组织、细胞和器官的生长和修复。我们大多数人对睡眠不足的短期影响都有着深切的体会和感受。如果睡眠不足，我们的情绪、注意力、对外界的警觉性及记忆力就会变得很不稳定，创造力和决策能力也会大大减弱。所有这些都将渗透到我们日常生活中的方方面面，如人际关系和工作。但睡眠不足的长期影响才是致命的，是我们真正的梦魇。

糖尿病

《睡眠医学》(*Sleep Medicine Clinics*) 杂志发表的临床研究结果表明，睡眠不足会影响你的身体代谢葡萄糖（为细胞提供能量的碳水化合物）的方式，从而增加人们罹患 2 型糖尿病的风险。研究表明，当健康的受试者的每晚睡眠时间从 8 个小时减半至 4 个小时的时候，他们的身体代谢葡萄糖的速度明显比睡眠时间为 12 个小时的时候速度慢。在许多其他类似性质的研究中也有此发现。

高血压

睡眠不足也会导致人的血压升高，即便这种情况持续时间很短。美国阿拉巴马大学进行的一项研究发现，患有高血压的人若一个晚上睡眠不足就会导致第二天血压进一步升高。高血压是导致罹患心脏病和脑卒中的危险因素，这就解释了睡眠质量不佳与心脏病之间的相关性。

心理健康

人们的心理健康也会受到睡眠不足的影响。一个不眠之夜可以对你的情绪和注意力造成影响，基于这个事实，长期睡眠不足就很可能会导致更严重的心理障碍。现在已经有大量有据可查的研究表明，长期的睡眠问题与抑郁、焦虑和精神损害之间存在关联。英国伦敦大学学院进行的一项研究表明，受试者每晚仅睡4个小时，这样的情况持续几天后，他们就表现出乐观情绪和社交能力的持续降低。在一项类似的研究中，睡眠少于4个小时的受试者称自己感到严重的悲伤、紧张、愤怒，并有心力交瘁的感觉。值得注意的是，当受试者恢复到正常的睡眠模式后，上述的所有症状都得到了显著改善。

体重增加

　　研究结果表明，如果你发现自己的体重在增加或者减肥很难成功，那么这很可能与缺乏高质量的睡眠有关。英国拉夫堡大学进行的研究发现，每晚睡眠时间少于6个小时的人，其体质量指数（BMI，简称体重指数）更有可能高于平均水平，而那些睡眠时间为8个小时的人的体重指数最低。

　　人们越来越普遍地接受这样的结论，即除了缺乏锻炼和不良饮食外，睡眠不足可能也是潜在的导致过度肥胖的重要因素。这是因为睡眠不足被认为会影响瘦素和食欲刺激素的分泌，因这两种激素控制着我们的食欲，由此导致体重增加。瘦素（leptin）是一种能产生饱腹感的激素，它从脂肪细胞中释放，并向大脑的下丘脑发送信号，有助于抑制饥饿感并调节能量平衡，这样当我们的身体不再需要能量时身体就不会触发饥饿感。食欲刺激素（ghrelin）通常被称为饥饿激素，由胃释放以刺激食欲，从而增加食物摄入量，促进脂肪存储。研究表明,睡眠不足会减少瘦素的分泌,并增加食欲刺激素的分泌,这就解释了某些研究揭示的过度肥胖与睡眠不足之间的相关性。

睡眠不足也可能影响到其他与体重增加有关的激素的分泌,例如胰岛素和皮质醇。胰岛素调节血糖,但也促进脂肪的储存,严格来说,体内的高胰岛素水平可能会导致体重增加和增加罹患糖尿病的风险。研究表明,睡眠不足会增加饭后胰岛素的分泌,也会增加皮质醇(应激激素)的分泌,进而导致身体趋向储存脂肪。

睡眠不足可能会使人每天增加300卡路里的热量摄入。

当然,睡眠不足也会导致困乏和疲劳,这可能会妨碍一些人坚持锻炼身体和健康饮食的动力,最终影响体重。

心态至上？

随着时间的推移，持续的睡眠不足会逐渐变成一种心理游戏，还会导致不必要的压力和焦虑，让人难以应对。

如果诸如"我很累""我昨晚没睡好"或"我几小时都没睡"之类的句子开始成为你与他人日常对话的一部分，那么你就需要尽快着手应对睡眠问题。如果你没有睡好，就需要自己解决并做出改变，而不是让它来主导你的生活，让睡眠不足成为你的日常生活方式。

长期睡眠不足由你每晚设法获得的睡眠小时数来定义。睡眠不足是指你的睡眠小时数少于建议的8个小时。情绪困扰会使事情变得更糟，并且会成为恶性循环，因为对睡不着觉的担心和焦虑会使入睡变得更加困难。

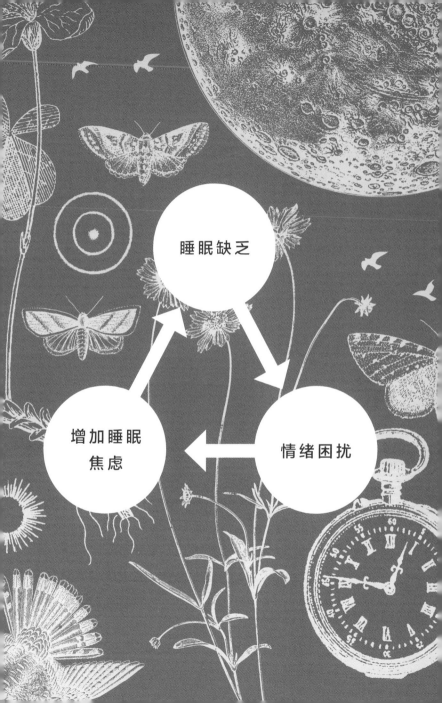

睡眠缺乏

增加睡眠
焦虑

情绪困扰

饱受失眠困扰的人，

常常对自己的睡眠需求，

抱有不切实际的期望，

当这些需求得不到满足时，

他们就会过度担心。

此时，

对于他们而言，

能做的最重要的事情，

就是打破这个恶性循环，

并为此做点什么。

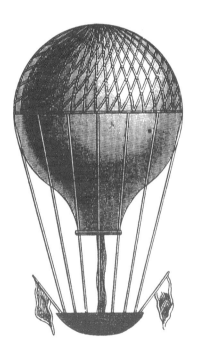

晚上

与其躺在床上数羊，还不如从床上起来，分散你对失眠的焦虑。找一个安静的空间，避免较强光线，给自己准备一杯热饮，或是做一些可以帮助你放松的事情。

在本书的后面，我谈到了一些能记下你的想法或焦虑的方法，这有助于你清空大脑中的困扰和焦虑。其他温和的活动（如阅读）也是十分有效的方法，不仅可以帮助你分散注意力，还可以诱发你的疲劳感，这也是让人重新上床入睡所必需的。

白天

将所有不好的一切都归咎于你的睡眠不足那就太容易了，但这无济于事。如果你在白天一直担心你的睡眠习惯，那结果就是在晚上会更加难以入睡。相反地，应该将注意力放在未来的挑战上，而不是总在强调自己有多疲惫。保持积极的心态，改变自己的表达用语，并坚持正确的观点。

有时候，如果你的睡眠习惯变得难以控制，那么对你而言重要的就是调整自己的生活方式，找到一个适合自己的日常安排。这就是为什么小睡的艺术可能是一种解决日常疲劳的有效方法，这也与你天生的睡眠模式有关。

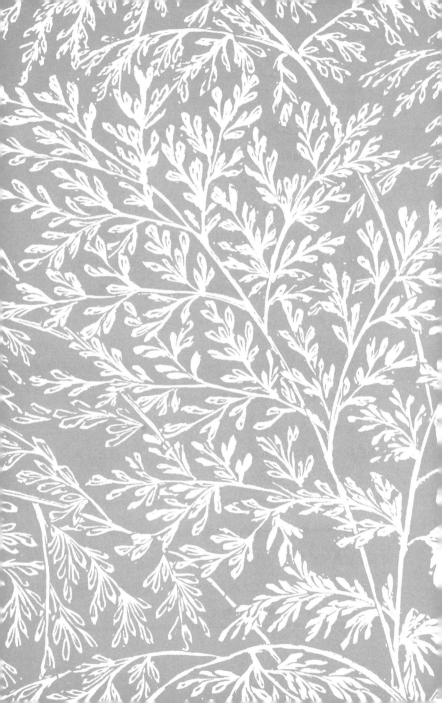

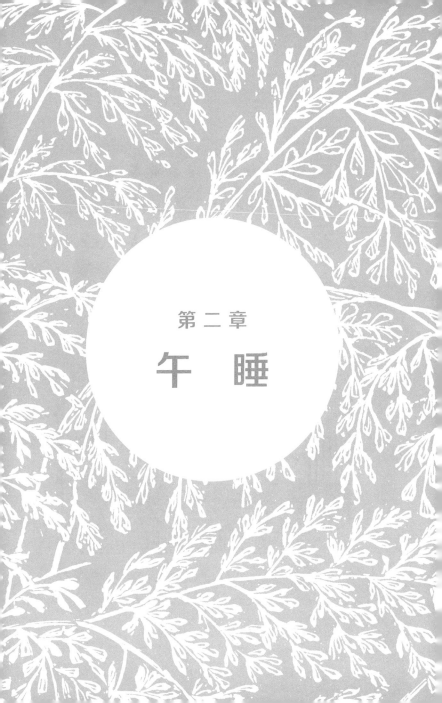

第二章

午　睡

你必须在午餐和晚餐之间睡一会儿，不能半途而废，脱下衣服上床睡觉。这就是我一直在做的。

——[英]温斯顿·丘吉尔

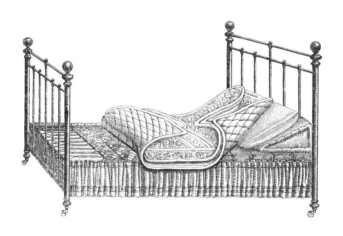

午睡的艺术

大多数哺乳动物都是多相睡眠者，即在24小时内需要进行多次睡眠。与此相反，人类是单相睡眠者，在同一时间段只睡一次。

但是，目前尚不清楚这是否就是我们的自然睡眠模式，尤其是我们关注到的婴幼儿和老年人的睡眠习惯，他们每天都会有规律地小睡一段时间。实际上，有研究表明我们的祖先是多相睡眠者，即一天之中要进行多次短时间的睡眠。但随着时间的推移，为了跟上和应对越来越快的社会生活节奏，人类在自身的发展过程中也就被迫地适应了单相睡眠。

在地中海、南美洲和非洲地区，午睡仍然是当地文化的重要组成部分，这些地区的许多人仍然习惯于传统的多相睡眠模式。

午睡可以帮助人们恢复机敏、提高工作效率和克服疲劳，而从心理上讲，可以将它看作一种奢侈享受的休闲时间，有助于恢复活力和放松。从历史上看，午睡一直受到许多著名学者和政治家们的青睐，如温斯顿·丘吉尔、拿破仑、爱因斯坦和约翰·肯尼迪等都有午睡的习惯。

白天小睡

如果你需要的话，在白天小睡30分钟就能使你充分受益，并且可与睡眠周期计划的概念保持一致（在稍后的第59页会进行解释说明），这也可以帮助你弥补晚上丢失的任何一个90分钟的单个睡眠周期。按照人体昼夜节律的自然循环规律，每天午睡的最佳时间是下午13:00至下午15:00（根据第17页的人体昼夜节律图，这段时间人体更放松、更有睡意）。

打盹

打盹是许多睡眠专家提倡和推荐的，它非常有助于快速清醒。在几乎无法睁开眼睛的极度疲劳时刻，打盹是最有效的解决办法。在极度困倦的情况下，你只需简单地闭上眼睛10分钟，就足以抵消疲劳的影响。

午睡时间太长不好

午睡并不适合我们所有人，而且如果午睡时间超过30分钟，那就意味着有进入深度睡眠的风险。午睡时间如果太长，极有可能会让人感觉头昏脑胀、方向错乱，这种情况通常被称为睡眠惯性，最长可持续30分钟。当你有一些重要事情需要处理时，太长时间的午睡显然不是一件好事。如果你有睡眠问题，那么白天长时间的午睡也会对夜间的睡眠时间和睡眠质量产生负面影响。

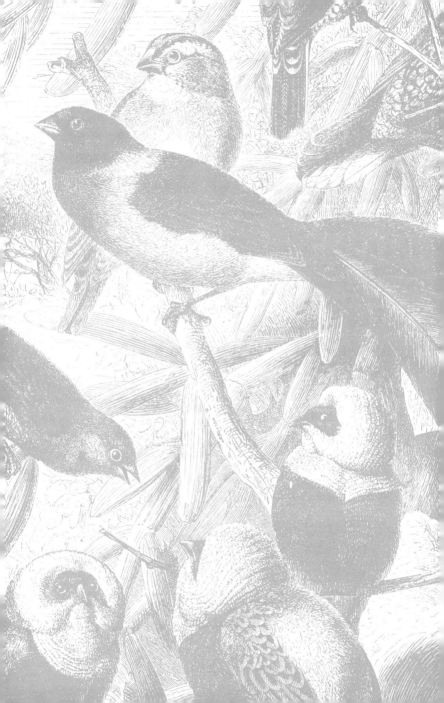

百灵鸟还是猫头鹰？

研究表明，我们的睡眠模式实际上是由我们的DNA决定的。

科学家将我们在24小时内特定时间的睡眠习性归类定义为我们的睡眠类型，并与PER3基因有着较强的关联。人们的睡眠类型可归为两种常见的类型，分别被称为"百灵鸟"型睡眠和"猫头鹰"型睡眠。百灵鸟睡眠类型的人的PER3基因较长，需要更多的睡眠，而猫头鹰睡眠类型的人的PER3基因较短，较少的睡眠即可感到满足。

一项涉及上千名受试者的研究结果表明，百灵鸟睡眠类型和猫头鹰睡眠类型的人可能会有一些共同的性格特征，但整体来看，百灵鸟睡眠类型的人会更守时或更认真尽责（通常更多的是"实干家"),猫头鹰睡眠类型的人则更具开放性和冒险精神,其创造力也更强。

几千年以前,我们的祖先可能已经从不同的睡眠类型中受益,百灵鸟睡眠类型和猫头鹰睡眠类型的人所具有的不同倾向意味着总会有人保持清醒,时刻警惕,防御危险。这很有趣,不是吗?

百灵鸟睡眠类型的人的行为特征

· 晚上21:00至23:00入睡

· 早上5:00至7:00醒来

· 自然醒来

· 喜欢早晨和早餐

· 在白天较少感到疲劳

· 更有责任心、合作精神和毅力

· 实干家

· 极大可能不是拖延症患者

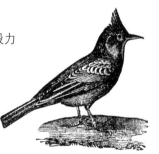

猫头鹰睡眠类型的人的行为特征

- 晚上24:00至凌晨3:00入睡
- 早上9:00至11:00醒来
- 靠闹钟醒来
- 喜欢晚上和晚餐
- 白天午睡
- 追求新颖性和独创性
- 倾向于更开放的创造性思维
- 喜欢冒险,易于形成成瘾人格
- 有拖延症倾向

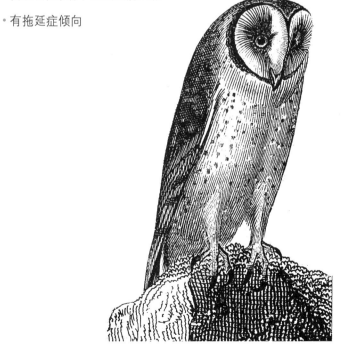

睡眠类型的这些特征反映了白天较活跃的人（早上的百灵鸟型）和夜间较活跃的人（晚上的猫头鹰型）之间的两极分化。心理学家迈克尔·布鲁斯（Michael Brues）博士就睡眠时间类型进行了深入研究，定义了另外4种描述性类型，分别为海豚型、狮子型、熊型和狼型，这些睡眠类型的行为特征有着显著的不同。

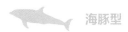 **海豚型**

海豚型的人约占人口总数的10%。

这些人属于轻度睡眠者，睡眠驱动力低，他们经常通宵与睡眠作斗争、反复醒来，并饱受焦虑性失眠之苦。当他们晚上躺在床上睡不着时，总会翻来覆去地想白天犯过的错误或说过的事情。这种类型的人单独工作会做得非常好，特别不愿意面对冲突，他们的体重通常偏低，因此对身体健康的关注也比较少。

- 谨慎，内向，神经质，聪明

- 不愿意冒险，追求完美，关注细节

- 常常在醒来时没有精神焕发的感觉，一直会感觉困倦直到深夜

- 在深夜最为机警，一整天的工作效率都会非常高

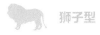 **狮子型**

狮子型的人约占人口总数的15%~20%。

像大自然生物链中的顶端猎食者一样，狮子们会在黎明之前就起床，这时候它们饥肠辘辘，在丰盛的早餐后就开始准备为实现当天设定的目标而努力。狮子型的人很专注，有清晰明确的战略和目标，会直面遇到的挑战并努力取得成功。狮子型的人的典型例子就是企业家或首席执行官们。身体锻炼对这种类型的人来讲非常重要，并且符合他们实现目标的理念。

- 认真，务实，稳定，乐观
- 高成就动机，善于互动，把健康和健身视为重中之重
- 起得比较早，但通常在午后比较疲乏，容易入睡
- 早上工作效率最高，中午最机敏

 熊型

熊型的人约占人口总数的50%。

除了冬眠期，熊在白天很活跃，晚上则休息，属于典型的昼行性动物。像熊一样，这种类型的人每晚至少要睡8个小

时,甚至更多。要感觉到完全清醒则可能还需要几个小时,在此期间他们通常会感到饥饿。他们的食欲就像熊一样,大多数时候都会感到很饥饿,如果有食物,无论是否是进餐的时间,他们都会进食。这种类型的人非常友善、脾气好、易于交谈,是完美的宾客,并且在工作中几乎不可能看到他们发牢骚或是将他们自己的错误归咎于别人。

- 谨慎,外向,友好,思想开放

- 避免冲突,追求健康,幸福优先,喜欢随和

- 醒来时常常感到头昏眼花,喜欢睡懒觉

- 晚上中后期会感到很疲倦,睡眠很深,总是渴望更多的休息

- 早晨中后期时段和下午前期时段最为机敏

- 中午之前工作效率最高

 狼型

狼型的人约占人口总数的 15%~20%。

就像自然界中的狼一样,当太阳下山时,这个群体就会变得活跃起来。狼在醒着的时候不太可能感到饿,但通常在夜

间感到极度饥饿。这种类型的人最有可能做出错误的食物选择，他们偏爱的饮食安排也更有可能会导致超重，同时罹患与饮食相关的疾病的风险也更大。狼型的人很有创造力，但不可预测，很容易会被人误认为是懒惰，并且更容易因夜间生活模式的影响而感到抑郁和焦虑。

- 冲动，悲观，有创造力，喜怒无常
- 愿意冒险，追求快乐并以高昂的情绪作出反应
- 努力在中午之前醒来，并且在午夜之前不觉得疲倦
- 晚上 19:00 以后最机敏
- 在早晨后半时段和晚上后半时段工作效率最高

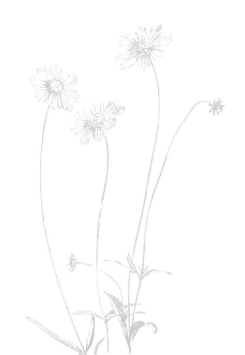

如果某些人倾向于一种特定的睡眠类型,并且这种倾向严重影响了他们的日常生活,那么就可以将其诊断为昼夜节律性睡眠障碍(CRSD)。需要注意的是,这并不是失眠,因为他们的睡眠可能会很好,只是因为他们的生物钟与社会中的其他人有很大差别,所以导致了相互之间的节奏不匹配。

患有昼夜节律性睡眠障碍的人可能会被迫在身体预期的时间之前醒来,甚至在很早之前就醒来,这可能会导致白天的疲劳,并对工作和社会需求产生干扰。

了解你的睡眠类型可以帮助你以最有益的方式安排日常生活。与其对抗自己身体自然的睡眠倾向而强迫自己保持清醒或过早上床睡觉,倒不如在你最富有工作效率和精力最充沛的时候安排一些会议或社交活动(尽管实际上可能并不能这样简单地进行调整和安排)。

大家还应记住重要的一点,虽然这些睡眠类型的定义可能有助于解释人群中的某些共同特征,但它们并不能反映你作为一个人的价值观,当然也不能依据睡眠模式来预测一个人所能取得的成就。

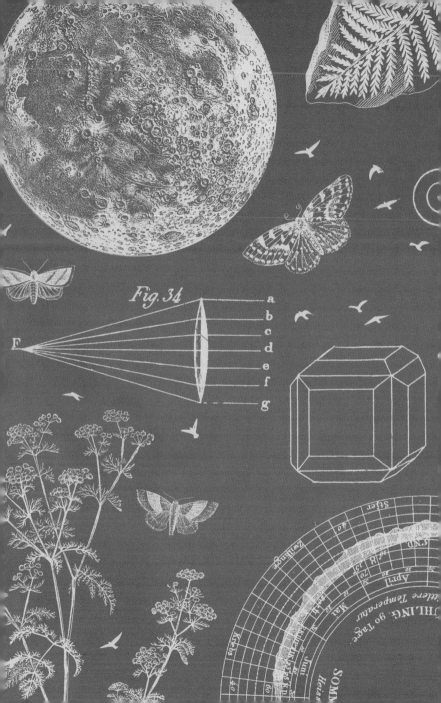

Fig. 34

F

a
b
c
d
e
f
g

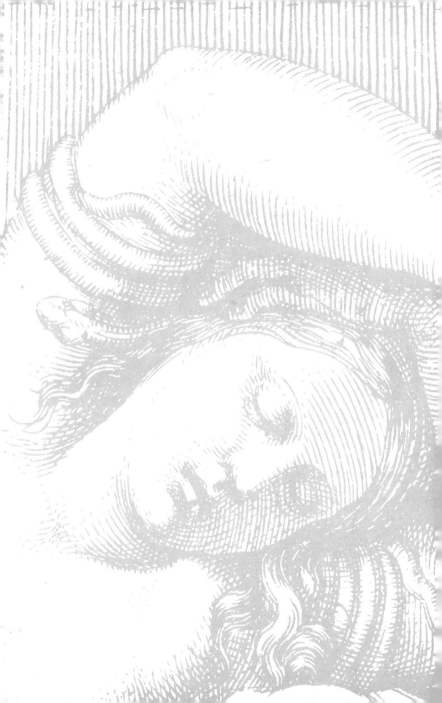

睡眠周期

大家都知道，我们应该以每晚大约8个小时的睡眠为目标，以使身体得到充分休息，组织细胞得以修复再生。但是，如果你难以入睡，正如我们已经讨论过的那样，实现这个目标的压力可能会使我们在保持清醒的恶性循环中发挥关键作用。

谈到睡眠时，质量比时长更重要。良好的睡眠可以使人醒来时感到神清气爽、精神抖擞、精力充沛，但这也需要正确的睡眠方式。

在这里我们不再坚持所谓的睡眠"8小时准则"，我们可以用其他方法把睡眠过程结构化地分解为几个90分钟的单个睡眠周期。

首先，我们需要建立一个与你的昼夜节律同步的日常生活程序，以计算我们一周之内要达到睡眠目标所需的睡眠周期数。

为了做到这一点，你需要设定一个起床时间，然后倒推出上床睡觉的时间。例如，如果你的目标是5个睡眠周期（总共7.5个小时的睡眠），并且打算在第二天早上6:30起床，那么你应该在晚上23:00入睡。晚上21:30至晚上23:00之间开始的睡眠是与昼夜节律同步的，因为这段时间正是人体开始减少分泌血清素、增加分泌褪黑素，从而引起睡意的时间。

纪律是关键

训练自己找到固定的睡眠节奏是"睡眠周期"方法的关键，这意味着每天晚上在同一时间上床睡觉，每天早晨在同一时间醒来。很快，你就会发现你的身体每天都能在同一时间自然醒来。

更多并不总是更好

通常，在周末尝试"补充"睡眠的想法听起来非常诱人，但这实际上可能会让你感觉更糟。现在我们知道，每天在同一时间醒来是非常重要的，这样会避免打乱你的生物钟。

坚持规律的起床时间，意味着你的身体无需闹钟即可唤醒自己。在你醒来之前的那1个小时中，你的睡眠会变得更轻，体温会升高，皮质醇水平也开始升高，从而提供醒来时所需的能量。

避免贪睡

尽可能不要在闹钟响起后再按下贪睡按钮！再次入睡会让你感到头昏脑涨，因为这会使得你的身体和大脑与它们的自然节奏不同步。

当然，对于失眠者来说，问题不在于何时入睡，而在于如何入睡……

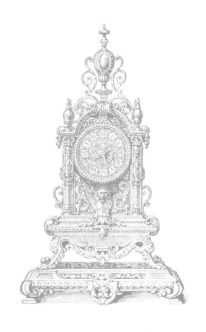

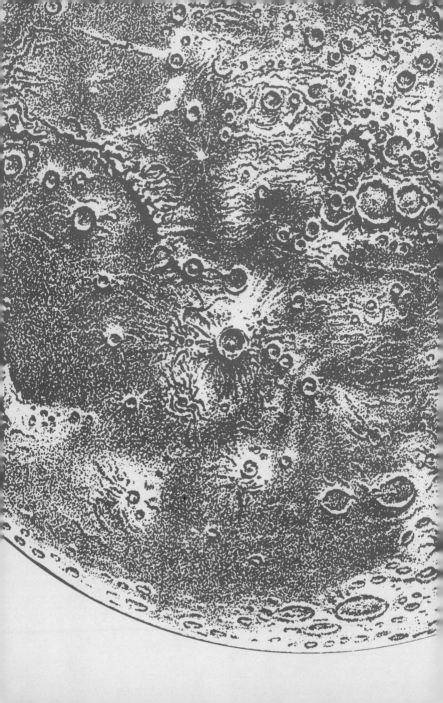

第 三 章

上床睡觉的时间

珍贵的日记

如果你到了该睡觉的时间却毫无睡意，或是难以保持睡眠状态，首要的也是最重要的，就是要找到到底是什么妨碍了你的睡眠。

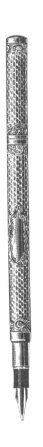

不管是你的行为、所处的环境，还是你的饮食导致了睡眠问题，记录个人睡眠日记是捕捉所有这些促成因素的最有效的方法，这样你就可以开始考虑建立适合自己的睡眠程序和习惯。在7天之内，完成两本日记：一本是醒来时要记的日记，另一本是入睡前要记的日记，即早间日记和晚间日记。

早间日记可以帮助你确定平时的入睡时间、睡眠时长，以及夜间醒来的频率（以及任何可能的原因）。晚间日记可以帮助你识别任何可能妨碍你睡个好觉的生活方式因素。

一旦了解了到底是什么事情妨碍了你的睡眠，你就可以利用以下各章中的信息来养成新的睡眠习惯，这些习惯将成为你独特的睡眠程序的基础。

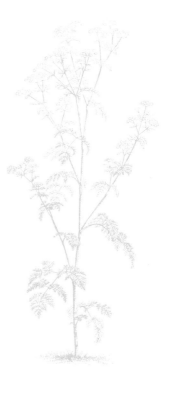

每天早晨醒来时填写	例如	星期一	星期二
上床时间	晚上 24:00		
早晨起床时间	早上 7:30		
入睡情况			
•容易			
•需要时间			
•困难			
夜间醒来的情况			
•次数	2		
•醒着的总时长	3个小时		
•总的睡眠时长	6.5个小时		
睡眠受到干扰的原因 （列出所有生理和心理因素，如噪声、压力、光线、伴侣打呼噜、不舒服、温度、关节疼痛、消化问题等）	噪声（伴侣的呼噜声），担忧		
一醒来时感觉如何			
•精神饱满，充满活力			
•精神、精力恢复一般			
•疲惫			
生活方式因素 （列出任何影响你睡眠的其他因素，如工作时间、月经期、安全担忧问题、忙碌的大脑）	经济上的担忧让人很难入睡，晚上一旦醒来就很难再次入睡		

星期三　　　星期四　　　星期五　　　星期六　　　星期日

每天晚上睡觉前填写	例如	星期一	星期二
饮用咖啡的次数			
·下午17:00之前	*3*		
饮用咖啡的次数			
·下午17:00之后	*1*		
下午17:00以后的酒精饮料 1个单位相当于1/2品脱（约等于284毫升）啤酒，1小杯白酒，1/2小杯葡萄酒（76毫升）或250毫升波普甜酒			
·1~2个单位			
·3~4个单位			
·4个单位以上			
白天服用的药物 列出它们的名字	*无*		
白天的午睡时间 （回答是或否及时长）	*是，1次（30分钟）*		
白天有下列感觉吗			
·困倦			
·喜怒无常			
·没耐心			
·无法集中注意力			
简要描述一下上床睡觉前1小时的活动安排	*睡前洗了个澡，然后上床在我的笔记本电脑上看了几个小时连续剧。在关灯前查看了我的工作邮件*		

星期三　　　星期四　　　星期五　　　星期六　　　星期日

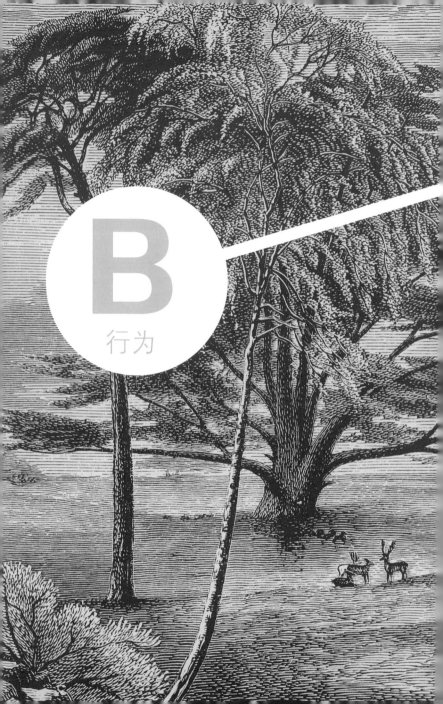

B

行为

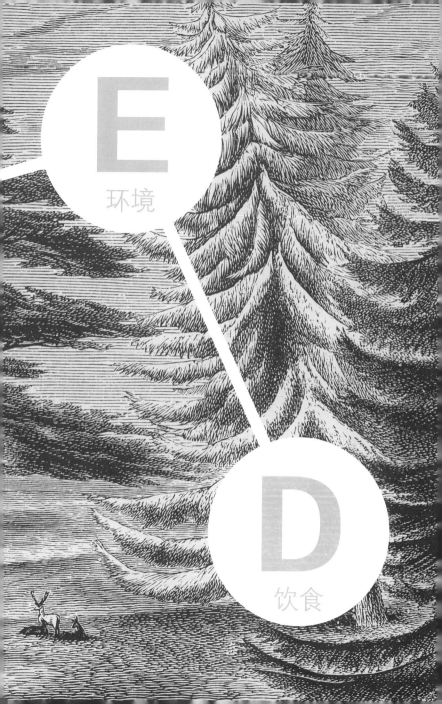

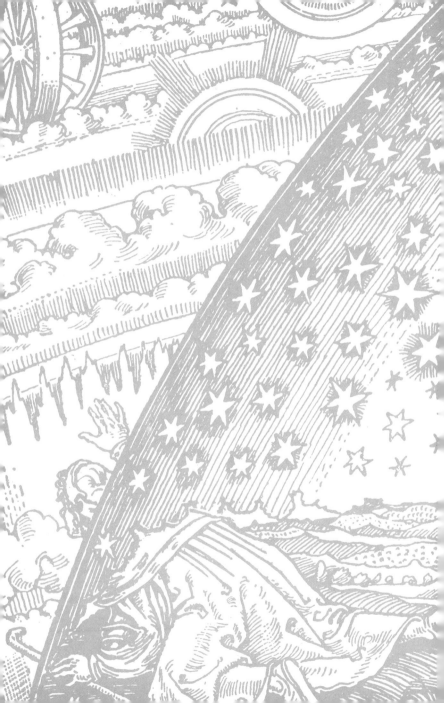

第四章

行　为

早上思考，中午行动，晚上进食，夜晚安眠。

——[英]威廉·布莱克

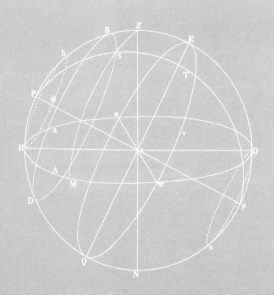

晚上睡觉前的习惯，

会影响你的睡眠质量，

以及睡眠持续的时间。

早上醒来以后的习惯，

可能会影响接下来的一整天。

将你的卧室，

想象成一座"睡眠宫殿"，

专供睡眠而设。

另外，

事实证明，

性生活有益于睡眠。

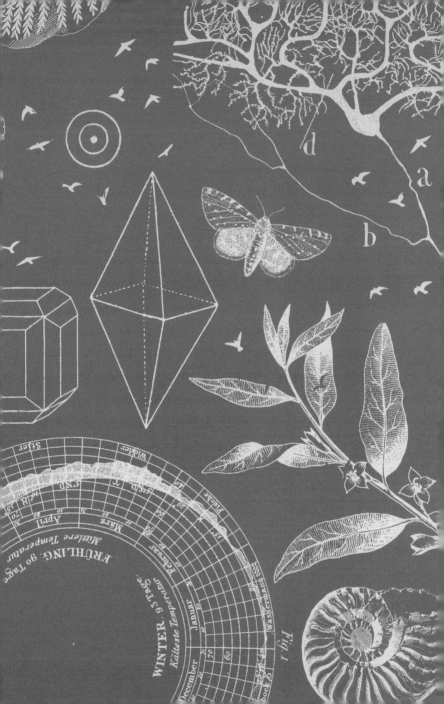

熄灯！

1981年，哈佛医学院（Harvard Medical School）教授查尔斯·蔡斯勒（Charles Czeisler）博士发现，正是太阳光使我们的昼夜节律或生物钟与周围环境保持一致。

任何光线都会抑制褪黑素的分泌，因此我们可以尝试使用遮光帘或睡眠眼罩。如果你在晚上醒来，那么任何穿过窗帘和百叶窗间隙的光线都会分散你的注意力，妨碍你再次入睡。

尽管任何光线都会抑制褪黑素的分泌，但蓝光的负面影响最大。蓝光常见于计算机、手机、笔记本电脑和电视之类的电子产品。

如果确实需要开灯，那就使用红光波长的灯，研究表明红光对褪黑素分泌的影响最小，也最有利于睡眠。

你可以在卧室中使用红色或粉红色的灯泡，甚至可以使用一串串新颖的灯具，但这可能并不能符合每个人的口味。第二个好办法是使用白炽灯泡，它能发出漫射的暖色光线，并且可以通过调光开关进行控制。

白天，一定要让自己接触大量的自然光，因为这有助于激发你的情绪并让你感到精力充沛。反过来，这也可以对你晚上安然入睡产生积极影响。

但是一定要记住，到了该睡觉的时候，一定要熄灯！

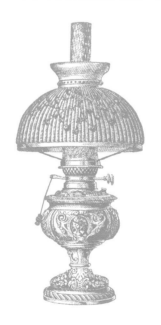

远离电子产品

当然，对于我们大多数人来讲，问题不在于卧室的主要光源，而是睡觉前使用的手机、笔记本电脑和电视等电子产品。

现在人们习惯于坐下来看一档电视节目、看新闻、收发电子邮件或浏览喜欢的社交媒体，这些都是数字技术成为现代生活中不可或缺的一部分的几个例子。但是对我们极为不利的是，它们已经损害到了我们的睡眠能力。

只要你一直使用智能手机或笔记本电脑，基本上就是让自己永远处于在线忙碌状态，这将使你很难关掉它们，难以使你的大脑得到休息。你真的需要将查看电子邮件作为入睡前的最后一件事情吗？你真的需要在睡觉前浏览某人晚餐吃了什么的照片吗？真的不能再等等吗？我们的确需要这样认真地问一下自己。

最新的研究表明，我们每天查看手机的次数在80~200次之间。德勤公司（Deloitte）在2017年对4000多名英国成年人进行的一项调查发现，有38%的人认为自己使用手机的次数过多，在16~24岁的人群中这一数字上升到50%以上。多达79%的成年人说，他们在睡觉前1个小时查看手机上的应用程序，55%的人在醒来后的15分钟内查看这些应用程序。

像熄灯一样关掉电子产品

在《美国国家科学院学报》（*Proceedings of the National Academy of Sciences of the United States of America*）上发表的一项研究结果表明，电子设备发出的短波光（蓝光）改变了人体昼夜节律的相位并抑制了褪黑素的分泌。这使得人们在睡觉前提高了警觉性，从而影响了入睡的时间，并缩短了睡眠周期中快速眼动睡眠阶段的时间。

这项研究还发现，即使在睡眠时长达到8个小时以后，睡觉前暴露在更多蓝光下的人们也会更加困倦，醒来所需的时间也会更长。研究还表明，睡觉前使用电子设备的人会经常熬夜，这也影响了他们的昼夜节律和睡眠时间。

情绪低落

研究还发现,过度使用智能手机与抑郁症之间存在关联,特别是在年轻的成年人当中。如果你过度依赖手机,在某些情况下,对智能手机的沉迷也会影响到其他心理健康领域,如焦虑、强迫性行为和人际关系敏感等。这其中的每一项都会影响到你的睡眠能力。

当然,将这些电子产品从我们的生活方式中完全抹去是不现实的,但是找到它们的使用管理策略可以帮助我们重新走上良好睡眠之路。毫无疑问,完成睡眠日记后,你会发现使用电子设备将会成为一个问题。作为睡眠程序与习惯养成的一部分,请实行个人电子设备的"宵禁",必要时可以将其扩大到整个家庭。将你的电子设备切换为"夜间模式",并为睡觉前2小时内不再使用任何"蓝光"设备设置时间限制,因为这是把这个因素从睡眠问题中排除的最佳机会。

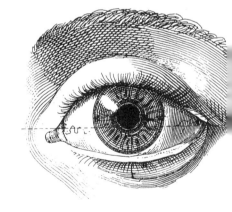

起床

不仅仅要在入睡时避免尽情沉迷于数字世界，同样也不要着急在醒来后立即重新回到数字世界。你应该尽一切努力以昼夜节律的自然节奏开始新的一天。醒来后，打开窗帘，让尽可能多的自然光进入你的卧室，这将使大脑停止分泌褪黑素，同时促使身体分泌皮质醇，帮助我们从睡眠中醒来，并激发食欲。

尽量不要在洗完澡和吃完早餐前打开手机，因为如果收到一封具有负面信息的电子邮件会让你心情不好，这只会增加你的压力。压力会导致人体分泌过多的皮质醇，这可能会使你的昼夜节律失调，同时也会影响情绪，在某些情况下还会影响食欲。

降温

如果你想为睡个好觉做好准备，就需要给身体降温。当我们考虑温度对人体的影响时，很容易会认为温度高一些可以帮助我们更快入睡。坐在正午的阳光下或闷热的办公室里会使你感到昏昏欲睡，但是，如果你打算在晚上入睡，那么高的室内温度会使入睡变得困难。

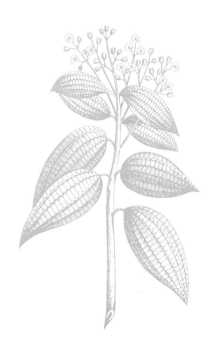

白天，外部高温带来的疲劳是身体试图降低体温的副作用。你的身体会通过扩张血管来应对这些高温，这会加速皮肤附近的血液流动，从而释放热量，给身体降温。与此同时，你的血压会降低，导致输送到体内各个系统的氧气减少，从而导致疲劳。

　　相比之下，你的昼夜节律与体温保持协调一致——这是由它控制的帮助你入睡或者保持清醒的机能之一。在白天，你的体温会自然升高，直到下午晚些时候才开始下降。当你开始入睡时，你的体温会降低1~2摄氏度，这有助于身体保存能量。体温下降的信号说明身体在分泌褪黑素，通过减慢心率、呼吸和消化来帮助你放松和睡眠。如果你的睡眠环境太冷或太热，就会使你的身体更难达到良好的睡眠质量所需的最佳温度。

泡个澡

尽管这看上去与我们刚才讨论的结论相反，但许多研究表明，通过泡澡使身体变暖可以帮助促进睡眠，但要充分发挥这些正面的作用和影响，时间是关键。最好的泡澡时间是在睡觉前1个小时左右，因为这样可以使你的身体有足够多的时间冷却至最佳睡眠温度。同样地，淋浴或者用温水泡脚也都能通过增加皮肤和身体的温度来帮助促进睡眠。

研究还表明，泡热水澡可以帮助人们缓解焦虑和肌肉紧张，从而有助于放松和睡眠。泻盐是放入洗澡水中的不错的选择，因为它们富含镁，有助于放松肌肉和睡眠。

沐浴油在刺激嗅觉神经的同时也可以帮助放松身体。嗅觉神经不仅使我们有嗅觉，还向负责情绪和心情的大脑区域发送信号，通过副交感神经系统来放松我们的身体。传统上用于放松的沐浴油包括薰衣草精油、佛手柑精油、依兰精油、鼠尾草精油和香根草精油。尽管精油芳香疗法尚未经过严格的研究论证，但它们确实可以起到镇定的作用。

你可以通过点蜡烛、关闭浴室灯，使身体在泡澡时更加放松。也可以通过聆听平静的音乐或使用手机上的冥想应用程序使泡澡过程更加放松，为忙碌的大脑提供一个平静下来的机会。

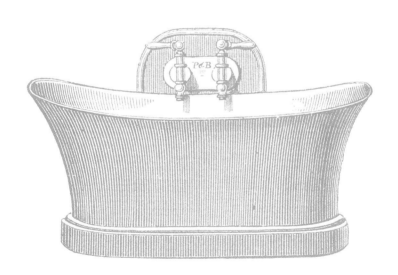

让大脑休息

大脑若是一直处于忙碌和无休止的运转状态就会使人难以入睡。当你醒着躺在床上时，专注于影响生活的问题并为之忧虑，可能会使你的大脑变得过度紧张，其中的许多问题会使得你不自觉地整夜思考。

在睡觉前记录下自己的想法、活动及需要完成的任务，这样做的人更容易入睡。

你可以在床边放几页纸和一支笔，在每晚入睡前记下自己的想法。可以写下你的担忧和压力，还包括当天没完成的需要在第二天完成的任务，或列一个待办事项清单。

如果你在夜间醒来并开始胡思乱想时，那就可以仔细阅读一下日记和待办事项清单，有新的想法和待办事项时就把它们添加到清单中。有时最好的主意和想法可能会在深夜出现，因此务必留出足够的空间把它们完整地记录下来。

正如我之前提到的,失眠时不要花几小时躺在床上试图入睡。相反,你应该从床上起来,找一个安静的地方坐下,把灯光调暗。利用这段时间来反思并整理你的想法,把它们记下来,而不是让它们一直在你的脑海中反复。

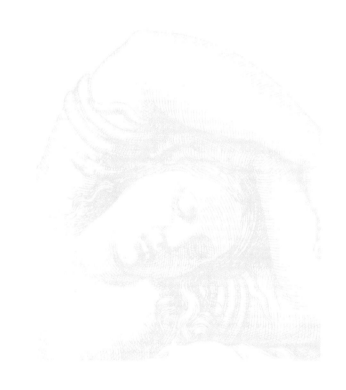

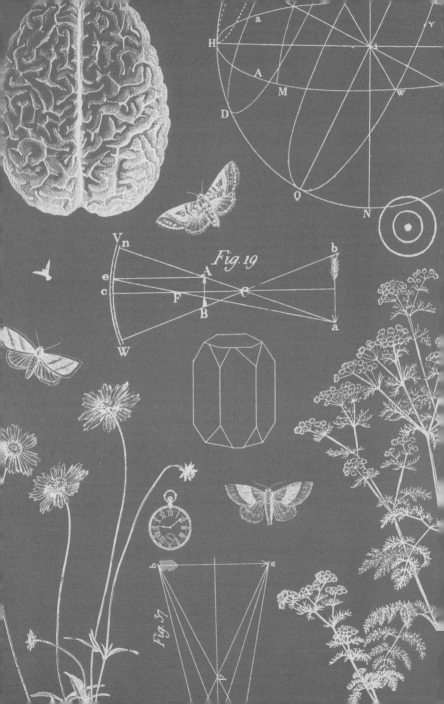

Fig. 19

Fig. 37

让自己舒服起来

你选择的睡眠姿势可能会是影响你整夜睡眠质量的一个因素,最常见的睡眠姿势(也是许多睡眠专家推荐的姿势)是胎儿式的。如果你选择以此姿势入睡,则应该偏向你习惯的一侧的另一侧(换句话说,如果你是右撇子,请选择左侧)。然而,并非所有专家都对此表示认可,许多专家认为仰卧睡姿更有益于健康,尽管这种睡姿是最不受欢迎的。

确定最佳睡眠姿势归根结底是为了舒适,你可以通过反复试验找出答案。但是,如果你有一些特定的健康状况影响到你的睡眠质量时,则某些睡眠姿势可能会对你更有利。

背部和颈部疼痛

仰卧睡姿可以让你的头部、颈部和脊柱保持中立状态,从而限制了这些部位的任何过度压力。在膝盖下面放一个枕头可以帮助支撑下背部的自然弯曲,进一步减轻脊柱的压力,但也要确保你的头枕在枕头上,以支撑颈部和肩膀的自然曲线。

打呼噜或睡眠呼吸暂停

睡眠呼吸暂停是一种在睡眠期间呼吸道闭合从而导致呼吸中断的状况。这种情况可能导致睡眠中断和打呼噜。尽量不要采取仰卧睡姿,因为这会使得舌根和软腭塌陷到喉咙的后壁上,从而导致我们打呼噜。采取侧卧睡姿,不仅可以防止这种情况的发生,还可以帮助打开气道。在膝盖之间放置一个较硬的枕头可以帮助减轻臀部和腰部的压力。

胃酸反流和胃灼热

许多人因胃酸上升进入食道和喉咙而引起胃酸反流和胃灼热，孕妇和体重超重的人更容易出现这种情况。仰卧睡姿可能会使这种症状进一步恶化，但是如果你习惯于这种睡眠姿势，请用枕头将头和肩膀抬高到合适的倾斜角度。侧卧睡姿有助于防止胃酸反流和胃灼热，但是你选择哪一侧很重要，这在很大程度上取决于重力。考虑到食道的位置，左侧卧意味着更容易将反流引向胃部。

保持运动

毫无疑问，保持运动和体育锻炼对你的健康有多方面的益处，包括生理上和心理上的。研究表明，体育锻炼有助于将全因死亡率降低30%。

目前的指导方针是，我们应该每天坚持身体锻炼，每周锻炼5天，每天锻炼30分钟。尽管知道这样做有好处，但仍有许多人过着久坐不动的生活。

运动可以通过多种方式使睡眠受益，特别是能增加深度睡眠的时间（第3~4阶段），这是你睡眠周期中最能恢复体力

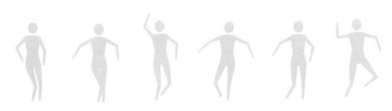

好姿好眠

的阶段。在提高睡眠质量的同时，进行体育锻炼也可以延长你的睡眠时间。这完全是因为你在一天中消耗了更多的能量，有助于你感到疲倦并准备在睡前休息。研究表明，这种积极的影响和效果在那些经常锻炼的人身上表现得更为普遍。

锻炼也有助于缓解压力和焦虑，而压力和焦虑是影响睡眠质量的常见障碍。瑜伽和伸展运动等身心活动已被证明有助于降低皮质醇水平和血压，这将有助于促进睡眠。

但是，临睡前的锻炼也可能会影响到你的睡眠，尤其是高强度的运动。剧烈运动会显著提高心率、体温和肾上腺素等激素的水平，而所有这些因素都不会使你获得完美的睡眠。锻炼时间晚通常也意味着吃饭时间晚，这可能会扰乱你的睡眠程序。如果你喜欢锻炼到很晚，那么请在运动后尝试冲个冷水澡，以降低睡觉前的体温，并尽可能地减少晚餐的进食量。

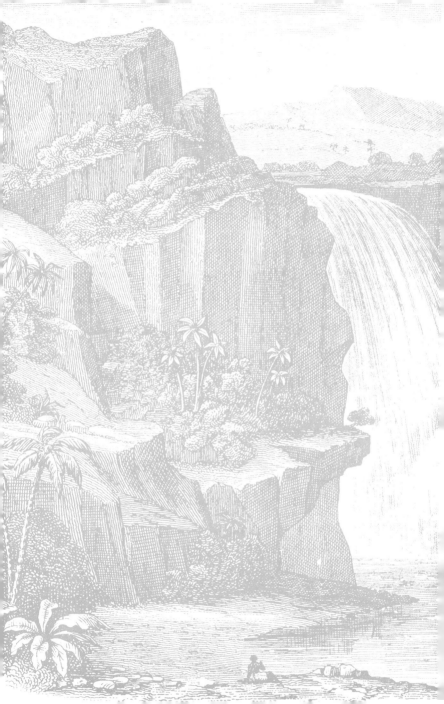

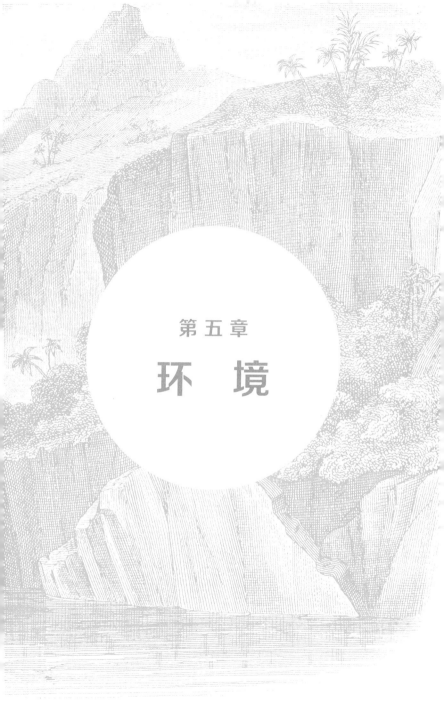

第 五 章

环　境

在你的房间里应该没有你
认为无用或不美的东西。

——[英]威廉·莫里斯

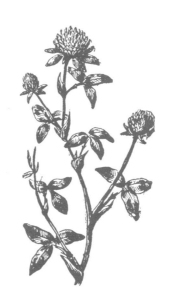

好梦好眠

混乱导致压力

与睡眠作斗争的人往往对任何构成入睡"威胁"的事情都极度敏感。

无论是嘀嗒作响的时钟、混乱的架子、杂乱的衣柜、成堆的脏衣服、堆积的工作文件，还是电器设备上的备用灯。当你躺在床上试图入睡时，这些东西中的任何一件都不应该成为你注意力的焦点，更不能成为你念念不忘的事情。即使是在白天看似微不足道的小事，此时也很可能成为焦虑的根源，例如剥落的墙纸或墙壁上的裂缝。

杂乱无章会导致压力，因此整理好自己的房间，营造一个安静的、平静的睡眠天堂是非常重要的。

收拾好床铺

现在,你需要躺在床上感受一下!保持日用床品干净整洁、将床铺装扮得更诱人的确会取得不一样的效果。摆好你的枕头,拍打拍打羽绒被,使其尽可能的蓬松,营造真正属于自己的睡眠乐园。白色的床单尤其可以使人平静下来,当然这完全取决于个人的喜好。而且,千万不要忘记床底下的东西——尽管它们平时可能不会被看到,但可以肯定的是它们绝对在你的思虑范围之内。如果你确实需要利用这个空间,那就买一些合适的储物箱,将所有物品都整理好。

不能掩耳盗铃

如果你在卧室里不需要某种东西,那就不要把它放在卧室里。拿走任何不利于营造轻松宁静环境的物品,只保留你的台灯和床头柜上的蜡烛。是的,相同的规则也适用于使卧室环境更为杂乱的任何电子产品,例如电视、笔记本电脑和手机。需要记住的是,卧室是你的睡眠空间,因此要严格要求自己。

衣柜的秘密?

最后一步,要仔细关注一下你的衣柜。我们都知道了好好整理房间的重要性,藏在衣柜里的衣服都能整理好的话也可以帮助营造一种有条理的感觉,并能提升清晰美妙之感。首先,处理掉你再也不会穿的衣服,然后按照季节整理好衣物,冬天时把夏天的衣服收拾起来,反之亦然。

在前一天晚上选好第二天要穿的衣服,并把它们准备好,这是一种简单的方法,不仅有助于使忙碌的大脑平静下来,增强条理性,还能轻松地消除任何不必要的压力。

把你的房间整理成小的单元以减轻负担。

每天冥想

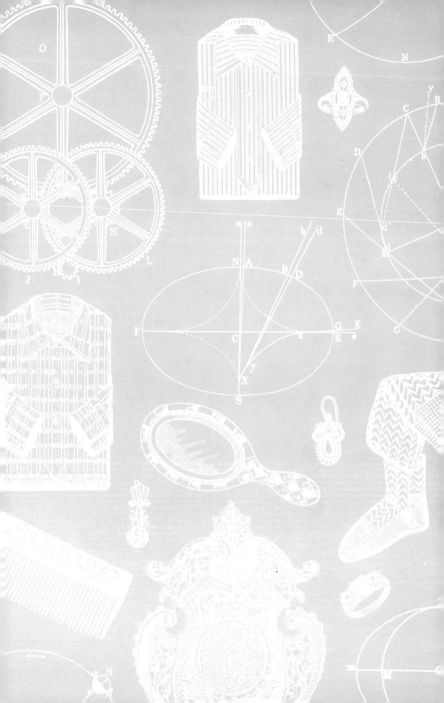

"把**钱**花在**鞋子**和**床单**上，因为一个**陪**你**一天**，一个**伴**你**一晚**。"

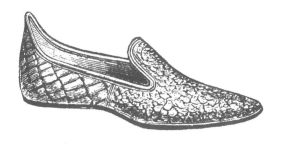

是的，这句古老的谚语确实是真理！睡在什么样的床上无疑对你能否有一个好的睡眠是非常重要的，所以在床品上的投资是非常值得的。你是否知道床垫的性能在使用的10年期限内会损坏70%？作为基准，我们应该考虑每7年更换一次床垫。

有研究表明，有20%的人将背部疼痛、颈部疼痛和僵硬，以及其他疼痛归咎于睡眠不足，而这些只是让你饱受困扰的一小部分症状，这些身体上表现出的症状给出的暗示就是你可能需要更换一张新的床垫了。

如果你发现自己的鼻子发痒或流鼻涕、打喷嚏或咳嗽（还有其他症状），也可能意味着你的床垫上积满了灰尘和过敏原，这是你需要更换它的另一个原因。

花些时间进行一些研究，来确定合适的舒适度以满足你的睡眠需求。你应该选择袖珍弹簧还是记忆海绵？它们每一种都有其独特的好处，尤其是在你有背部疼痛的情况下。而且，如果你和自己的伴侣一起睡觉，那最好还是尽可能地选择最大尺寸的床，以便为自己提供自由伸展的空间！

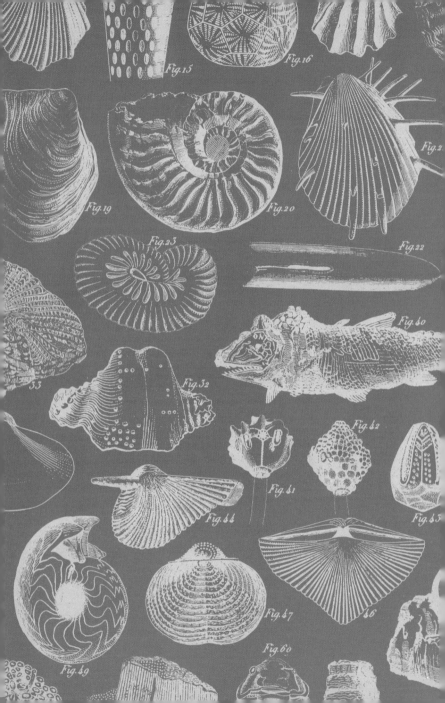

为睡眠准备好床品

你选择使用的床品类型可能会在许多方面影响你的睡眠质量。

①确保床上用品尽可能透气，以保持你的体温稳定并与昼夜节律保持同步。

②确保你正在使用正确规格的羽绒被，以利于保持体温稳定。许多羽绒被是将两种托格（托格为羽绒被褥等保暖性的热阻计量单位）参数的单品组合在一起的，这样可以很好地适应季节变化，让你在一年中拥有两种羽绒被。根据经验，冬季应使用13.5托格的羽绒被，秋季应使用9托格的羽绒被，夏季应使用4.5托格的羽绒被。如果夏天天气真的很热，你可能更喜欢使用夏季的专用床品。

③无论你是否患有过敏症，理想的床上用品都应该是低过敏性的。否则尘螨会在你的床上滋长，因为它们会吃掉你的死皮细胞，人们对它们的排泄物会有过敏反应，这会影响你在晚上的呼吸，从而把你吵醒。要想睡得好，就不能中螨虫的招！

第六章

饮 食

一个人如果没有吃好饭，就不能好好地思考、好好地爱、好好地睡。

——[英]弗吉尼亚·伍尔夫

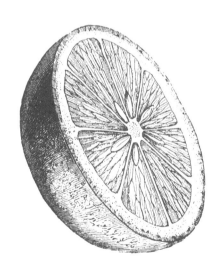

吃好，睡好

多年的研究表明，饮食确定无疑与人们的身体健康紧密相关。在短时间内，我们进食的食物为我们提供了日常工作所需的能量。

碳水化合物是能量的直接来源，而脂肪是储存能量的一种方式。

蛋白质支持整个身体组织的生长和修复。

人体对维生素和矿物质的需求量要少得多，但它们是我们的生命所必不可少的，因为它们支撑着许许多多使我们的身体保持良好工作秩序的生理反应。

饮食与睡眠之间的联系还不是很明确，没有一种食物是能够解决我们睡眠问题的灵丹妙药。但与良好的睡眠卫生和放松技巧一起考虑时，选择进食什么以及何时进食将成为你的睡眠程序和习惯的关键要素。

已有一些研究显示某些食物和饮料含有的营养成分可以促进睡眠，而另有一些食物和饮料含有能使你保持清醒的成分。

焦虑、抑郁和压力也会以多种方式影响我们的食欲和营养摄入，并刺激身体对某些特定食物种类产生更大的需求，而它们可能会影响到我们的睡眠。某些营养的缺乏可能是由食欲不振和暴饮暴食导致的。

利用你的睡眠日记以及后续各章中的信息，可以帮助你考虑进食什么以及何时进食，以有助于你拥有最佳的夜晚睡眠。

吃垃圾食物不是奖励，而是一种惩罚。

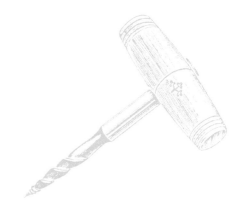

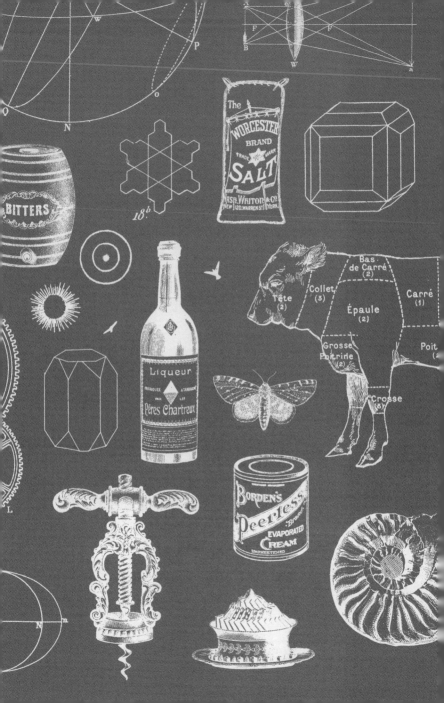

对睡眠有害的食物

酒精

　　最常见的自我镇静剂就是酒精类饮料，但它对睡眠的影响是非常复杂的，有点像一把双刃剑。的确，少量饮酒可以帮助你放松身心，但即使很少的量，也可能导致你的睡眠支离破碎、断断续续。酒精可以被认为是潜在的睡眠掠夺者。

　　这种看似无害的睡前酒虽然起初可能会使人放松，但会产生反弹效应，导致你在晚上因为脱水或需要上洗手间而醒来，在某些情况下，还可能会导致胃灼热。

　　酒精会损害单个睡眠周期的恢复阶段，即快速眼动睡眠阶段，还会干扰钙流入神经细胞，影响大脑中控制睡眠功能的区域。

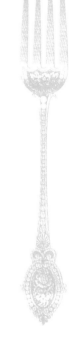

如果你不想完全戒酒，那就请将睡觉前的酒精摄入量减到最小。可在睡觉前几小时的晚餐时喝一杯酒精类饮料，以确保它对睡眠的影响最小。

辛辣食品

当你想要睡个好觉时，你最喜欢的咖喱可能会破坏你所有的努力。对于容易消化不良的人来说，辛辣食物会导致或加剧胃灼热。在决定吃什么时需要考虑自己的个人情况，无论你有多喜欢某些食物，如果你容易消化不良，那么最好还是避免食用。

咖啡因

对于咖啡因，只有一条建议，那就是避免摄入咖啡因。这是显而易见的，对吧？我们都知道咖啡因的刺激作用，这就是为什么它在早晨如此受欢迎，可以让我们在新的一天打起精神。

咖啡因是一种兴奋剂，可以阻止大脑产生使你昏昏欲睡的化学物质。它不仅存在于咖啡中，还存在于茶、软饮料和巧克力中。咖啡因摄入后可以在体内停留3~5个小时，但有些人在摄入12个小时后仍能感受到效果。然而，并不是每个人对咖啡因的反应都相同，这要归因于控制细胞色素氧化酶P1A2（CYP1A2）的基因，CYP1A2这种酶决定了人们代谢咖啡因的速度。如果你很幸运地拥有该基因的快速变体，那么你的咖啡因代谢速度将比拥有慢速变体的人快4倍。

无论你是否对咖啡因敏感，出于睡眠的考虑，需要说明的是，当你在建立并形成自己的睡眠程序和习惯时，在上床睡觉前的6~8个小时内避免一切咖啡因的摄入是非常有用的。通过完成你的睡眠日记，你就可以确定咖啡因对你的睡眠的影响。

相反，早上摄入咖啡因可以使你精神抖擞地开启新的一天。中午过后，改喝不含咖啡因的热饮，例如如意宝茶，或是含生姜、人参等成分的使人更具有活力的饮料。柠檬香蜂草、缬草和洋甘菊等草本植物因其放松身心的作用长期以来一直被用作茶饮，是上床睡觉前不错的选择。

酪胺

我们都听过这样的无稽之谈：睡前吃奶酪会让你做噩梦。这些话的背后往往隐藏着一些真相。研究表明，在这样的表

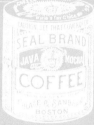
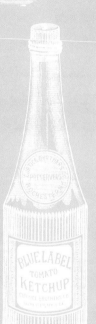
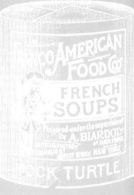
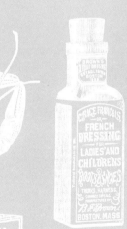
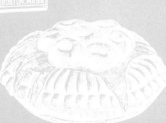
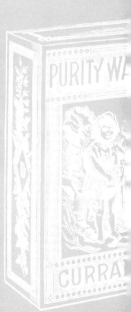

象背后实际上是有原因的。奶酪以及其他食品，如培根、火腿、茄子、意大利辣香肠、牛油果、坚果、酱油和红酒，都含有一种叫作酪胺的氨基酸。这种氨基酸是引起偏头痛的常见诱因，它也能抑制睡眠，因为它会导致去甲肾上腺素的分泌，这种激素可以刺激大脑。

这些食物并不一定会影响你的睡眠，但是如果你确实想研究饮食对睡眠的影响，那么可以尝试做一些试验，看看它们是否对睡眠有影响，方法是先戒掉它们然后再重新摄入。不过一次只需要戒掉一个，以帮助确定它们对睡眠的潜在影响。

糖

食物和营养调查显示，现在成年人每天摄入的糖量是建议摄入量——6茶匙的2倍。白糖被称为"游离"糖，存在于所有甜味剂中（包括蜂蜜、龙舌兰和水果

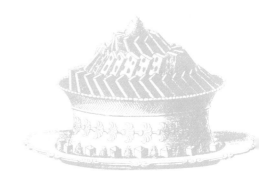

糖浆）。一路推高人们糖摄入量的主要因素是软饮料和蔗糖（添加到食品和饮料中），其次是糖果、布丁和甜点。

白天吃太多的糖会影响你的夜间睡眠质量，并使你从深度睡眠中醒来。一项研究表明，高的糖分摄入量会减少深度睡眠的时间，带来更多的微觉醒。糖还会降低食欲肽（orexin）细胞的活性，从而刺激大脑中产生多巴胺和去甲肾上腺素的区域，而多巴胺和去甲肾上腺素都是可以使我们的身体更加兴奋、更加易动的激素。

剑桥大学的研究人员发现，食欲肽细胞对血糖水平很敏感，这意味着当你的血糖水平比较高时，食欲肽细胞的活性就会降低，你就会感到困倦。白天的能量降低是你昼夜节律的一部分，但是摄入过多的糖会导致你白天打瞌睡，这可能会影响到你晚上的睡眠。

有趣的是，同一项研究还发现氨基酸（蛋白质）不仅可以刺激食欲肽细胞，还可以阻止葡萄糖抑制其活性。对睡眠不足的人而言，午后的精力下降会更加明显，所以选择一顿富含蛋白质的午餐或者零食可以防止这种情况的出现。

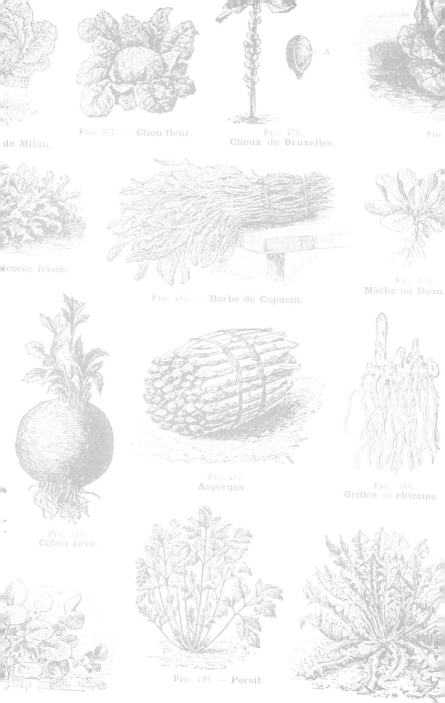

de Milan.

Fig. 477. — Chou-fleur.

Fig. 478.
Choux de Bruxelles.

Fig.

icorée frisée.

Fig. 481. — Barbe de Capucin.

Fig. 482.
Mâche ou Douc.

Fig. 485.
Asperges.

Fig. 488.
Griffes ou rhizome

Fig. 484.
Céleri rave.

Fig. 490. — Persil.

对睡眠有益的食物

色氨酸

富含色氨酸的食物包括：种子类（向日葵、南瓜、鼠尾草），坚果类（腰果、杏仁、榛子），大豆食品（大豆、豆浆、豆腐），香蕉，奶酪，肉（牛肉、羊肉、猪肉），家禽（火鸡、鸡肉），油性鱼类（鲑鱼、金枪鱼、鳟鱼），燕麦，豆类，扁豆和鸡蛋。

色氨酸是人体必需的氨基酸，因为它不能由人体合成，而必须从饮食中获取。它是大脑分泌褪黑素所必需的氨基酸，而褪黑素是一种有助于你产生睡意并能准备入睡的激素，这种氨基酸具有很大的活性和穿透力，使得它可以穿过血脑屏障。面食、大米和土豆等富含碳水化合物的食物则可以增加对它的吸收。这些食物可以提高胰岛素的分泌水平，从而能够通过多种方式帮助色氨酸的吸收，例如降低与之竞争的可以由相同载体运送至大脑的其他氨基酸的含量。在计划饮食时，将富含色氨酸的食物与碳水化合物结合在一起是晚餐的理想选择。

维生素B₆

富含维生素B₆的食物包括:豆类和扁豆(鹰嘴豆、小扁豆),肝脏,油性鱼类(鲑鱼、金枪鱼、鳟鱼),肉(牛肉、羊肉、猪肉),家禽(火鸡、鸡肉),香蕉,大豆食品(大豆、豆浆、豆腐)。

维生素B₆在体内的作用之一是参与产生褪黑素,这种激素控制着人体的睡眠－觉醒周期。总的来说,我们中的大多数人都能从许多食物中获得足够的维生素B₆,但它也很容易因压力过大或过量的酒精摄入而耗尽。因此在计划你的睡眠饮食时,请确保包含大量富含维生素B₆的食物,以保证充足的睡眠。

镁

富含镁的食物:深绿色多叶蔬菜(甘蓝、春菜、菠菜),种子类(向日葵、南瓜、鼠尾草),豆类(红芸豆、鹰嘴豆、大豆),扁豆,油性鱼类(鲑鱼、金枪鱼、鳟鱼),全麦和伪谷物(藜麦、糙米、碾碎的干小麦、全麦面食和面包),坚果类(腰果、鲍鱼果、核桃），可可（生可可、黑巧克力）和牛油果。

镁这种矿物质是人体中最丰富的矿物质之一，并具有许多功能，是组成骨骼、大脑、心脏和肌肉及实现一些机能所必需的。镁可以激活副交感神经系统，这一神经系统负责身体的放松。镁还与负责平息神经活动的 γ – 氨基丁酸（GABA）受体结合，这样可以帮助你的身体为睡眠做好准备。镁还可以调节褪黑素的分泌，从而引导体内的睡眠 – 觉醒周期。你的饮食中应确保包含大量富含镁的食物。

钙

富含钙的食物包括：乳制品（牛奶、酸奶、奶酪），豆腐，强化牛奶的替代品（包括豆奶和坚果奶），深绿色多叶蔬菜（甘蓝、春菜、菠菜），豆类（红芸豆、鹰嘴豆、大豆），干果，干香料，鱼罐头（鲑鱼、沙丁鱼、凤尾鱼），南瓜（灰胡桃、橡子）和贝类（蟹、龙虾、对虾）。

钙是将色氨酸转化为褪黑素所必需的另一种矿物质，《欧洲神经病学》（*European Neurology*）杂志发表的一项研究结果发现，睡眠障碍，尤其是在快速眼动阶段的睡眠障碍，可能与较低的钙水平有关。因此，在饮食中需要确保从上述食物中摄取足量的钙。

改掉坏习惯

超重

超重不仅对你的健康有害，还会影响你的心理健康和自信心，从而影响睡眠质量。睡眠呼吸暂停通常是一种与体重超重相关的疾病，会干扰你的呼吸方式，并打断你的睡眠。

另一方面，研究结果也表明，睡眠不足可能也是导致体重增加的一个因素。睡眠不足会导致疲劳，这就为锻炼身体造成了障碍。醒着的时间越长意味着有越多的时间和机会进食。睡眠不足也会破坏控制食欲的激素的平衡，这意味着睡眠不足的人可能比每晚得到充分休息的人更容易感到饥饿。

如果你的体重超重了，还遭受难以入睡问题的困扰，那么不妨优先考虑减肥。

胃灼热和消化不良

胃灼热和消化不良非常常见，大家经常听到人们对它的抱怨，但是对于某些人来说，这可能是他们每天都要面对的问题。这种病通常是由胃酸过多引起的胃部炎症，它很容易导致睡眠中断或者使人难以入睡。解决这个问题的最简单的方法就是每天少吃一点，为了帮助睡眠，你应该在睡前2~3个小时吃东西。最好避免柑橘类水果、咖啡和茶这些有助于产生胃酸的食物和饮品。

一定要遵循低脂饮食和平衡饮食，饮食中对淀粉类食物、蛋白质（刺激胆囊产生更多的胆汁来帮助消化）和蔬菜做一个很好的平衡将是一个很好的开始。高脂肪的食物会导致消化时间过长的问题。在饮食中加入油性鱼类可能会对此有所帮助，因为这些鱼中所含的omega-3脂肪酸可以帮助减少炎症并有助于消化。

另外，在进食时应多花些时间并适当地咀嚼食物，这可以帮助刺激分泌更多的有助于消化的酶。你也应该避免饮用碳酸饮料和进食薄荷、巧克力，因为它们可以放松肠壁并促进胃酸反流。生吃蔬菜也可能导致消化不良，因此，要尽量避免食用生的蔬菜，最好选择煮熟的蔬菜，因为它们更容易消化。

水的摄入

睡前喝太多水会导致你起夜，进而影响睡眠，所以睡前几小时应尽可能地限制饮水量。

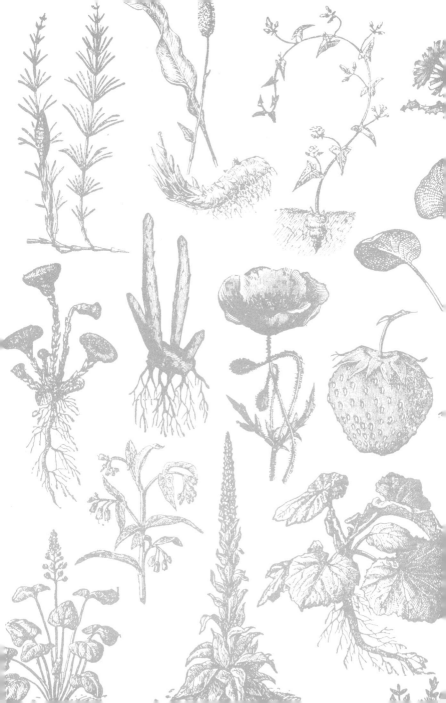

草药和补充剂

草药和补充剂是弥补你的饮食中任何可能影响你睡眠能力不足的有效途径，在某些情况下某些特定的草药或微量补充剂（维生素和矿物质）可能有助于睡眠。

如果你正在寻找安眠药的纯天然替代品，我劝你再考虑考虑。相信我，我已经尝试了大部分保证可以让我睡个好觉的各种营养素，但总的来说，我依然躺在床上数羊，等着有什么东西来"刺激"我。尽管我非常支持补充剂，但我的第一选择始终是食物，即使以正确的方式使用补充剂可能会产生有益的效果，但是这往往是难以觉察的。如果你的饮食中真的缺乏某种特定的营养，那么补充剂就是最具效力的。如果你正在考虑服用某种补充剂，那就坚持几个月，然后再停用一个月，以确定它们是否真的有作用。

镁

镁与褪黑素的调节有关，《医学评论杂志》（*Journal of Review of Medical Sciences*）上发表的一项研究解释了服用镁补充剂是如何帮助提高褪黑素水平，并改善睡眠时间、提高睡眠效率（减少夜间醒来的次数）的。

服用镁补充剂通常被用作改善睡眠、缓解肌肉酸痛和平衡情绪，尤其是对于患有经前期综合征（PMS）和处于更年期的女性来说。

在英国进行的全国饮食和营养调查显示，有13％的成年人镁的摄入量不足，少女的情况尤其令人担忧，她们中有50％的人从饮食中摄取这种矿物质的量非常低。最重要的是，研究表明，我们只能从食用的食物中吸收约50％的镁。压力也会影响人体对镁的需求，而体内低水平的镁已被证明会扰乱睡眠，并影响人的困倦和疲劳程度。

可以尝试在上床睡觉前适量服用镁补充剂。镁还可以通过皮肤吸收，在上床睡觉前经常用镁盐泡澡也会有帮助。

5-羟色氨酸

5-羟色氨酸（5-HTP）是一种独特的氨基酸，又称血清素，天然存在于西非药用植物加纳籽（Griffonia simplicifolia）中。如前所述，色氨酸参与了大脑中帮助调节睡眠的化学物质——褪黑素的产生。

5-羟色氨酸似乎可以通过延长快速眼动睡眠阶段的时间来改善睡眠结构，因此从理论上讲，它可以帮助你唤醒更多的精力和活力。研究表明，5-羟色氨酸可能对与纤维肌痛（一种以肌肉和骨骼疼痛以及全身无力为特征的疾病）相关的睡眠障碍特别有用，因为它可能有助于减轻疼痛。

与所有补充剂一样，你需要一段时间才能察觉到5-羟色氨酸的作用。每天晚上从100毫克开始，逐渐增加到最高300毫克，使用3个月，然后再评估这种补充剂的效果。

缬草

这种传统的草药疗法不仅与缓解压力有关,也可能有助于睡眠。缬草(valerian)的镇静作用是由于抑制了分解抑制性大脑化学物质 γ - 氨基丁酸(GABA)的酶。随着 γ - 氨基丁酸水平的升高,它会抑制过度刺激,而过度刺激会导致焦虑,从而使你无法入睡。缬草已被证明对处于更年期的女性特别有用。

缬草有胶囊、酊剂和茶饮3种形式。如果你使用的是酊剂或茶饮,它确实有些刺鼻的气味,需要一点时间来适应。

好梦可眠

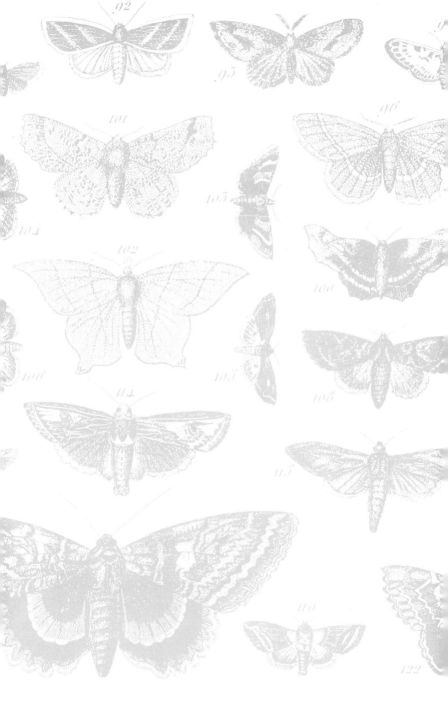

规划就是一切！

你应该以每天吃三顿营养餐为目标。当你在计划吃什么的时候，请牢记上一节中提到的食物——既有有害于睡眠的食物，也有有助于睡眠的食物。

也要考虑到你可能在睡眠日记中强调过的任何饮料，如酒精或咖啡。

如果你确实必须错过某顿饭或在进餐之间间隔很长时间，那么确保你手边有健康的零食。因为这两种情况都会减少你从饮食中摄取必需营养物质的机会，也会让你缺乏度过一天所需的能量。不过请记住，如果你现在就在执行一天三顿营养餐，那么除非你的生活方式确实需要更多的能量，否则就没有必要再添加零食。不健康的零食，尤其是含糖量高的食物和饮料,会导致你的体重增加,还会加剧血糖失衡,从而影响能量水平。

在规划饮食时,为了能够睡个好觉还应考虑什么时候吃当天的最后一顿饭(希望它富含有助于睡眠的营养物质)。例如,你可以选择早一点吃东西,或者选择忙到很晚的时候少吃一点。另外,请记住那些可能会导致你消化不良的食物,并在计划睡前饮食时考虑到。

提前计划好你的饮食是一个很好的方法,它可以确保你准备好睡眠友好型的饮食,并尽可能地坚持你的计划。但是如果受到阻碍,也不要太苛求自己,生活中总会发生这样或那样的情况。

这里有一些包含睡眠友好型食物的日常饮食菜单,供大家参考。

早餐

- 酸奶撒上坚果、种子和干果（富含钙、镁和维生素B_6）

- 菠菜炒鸡蛋（富含镁、维生素B_6和色氨酸）

- 早餐奶昔，由强化豆奶、浆果和燕麦制成（富含色氨酸、镁、钙和维生素B_6）

- 牛油果烤黑麦面包（富含镁、维生素B_6和色氨酸）

午餐

- 希腊沙拉配全麦皮塔饼面包（富含钙、色氨酸、维生素 B_6 和碳水化合物）

- 鸡肉沙拉卷（富含维生素 B_6、色氨酸和碳水化合物）

- 混合豆类或含鸡肉、金枪鱼罐头、哈罗米奶酪或烤豆腐等蛋白质的全麦沙拉（富含色氨酸、维生素 B_6、钙和碳水化合物）

- 菜肉馅煎蛋饼，用如红薯或辣椒等蔬菜，以及羊奶酪制成（富含钙、色氨酸、维生素 B_6 和钙）

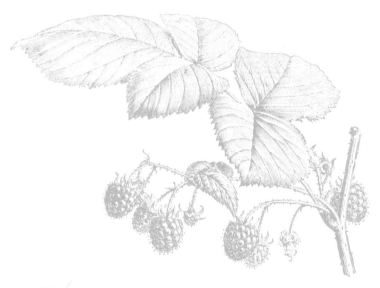

晚餐

· 豆腐炒荞麦面、藜麦或糙米（富含镁、钙、维生素 B_6、色氨酸和碳水化合物）

· 全麦意大利面配牛肉肉酱（富含维生素 B_6、色氨酸和碳水化合物）

· 蘑菇烩饭，用大米或斯佩尔特小麦制成（富含维生素 B_6、镁和碳水化合物）

· 烤鸡配新土豆和各色蔬菜（富含镁、维生素 B_6、色氨酸和碳水化合物）

零食

· 腰果（富含镁和维生素 B_6）

· 浆果酸奶（富含钙、维生素 B_6 和色氨酸）

· 黑麦薄脆饼上薄薄的火鸡切片（富含维生素 B_6、色氨酸和镁）

· 奶酪和燕麦饼（富含维生素 B_6、钙、色氨酸和碳水化合物）

睡眠小补品

坚果奶配生可可

2人份

这种自制的巧克力坚果奶富含镁,可以帮助放松肌肉,并促进大脑中褪黑素的产生。

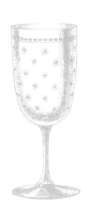

150克生腰果

800毫升水

3汤匙生可可粉

1汤匙蜂蜜(如果你是素食主义者,也可以喝枫糖浆)

1个香草豆荚,去籽(可选)

一小撮海盐

1.将腰果在一碗水中浸泡3个小时(或者前一天将它们

浸泡过夜)。

2.将腰果沥干水分,放入搅拌机中,并添加新鲜的800毫升水。

3.加入剩下的材料,然后高速搅拌一分钟或直到完全爽滑。

4.装入干净玻璃瓶中放进冰箱,最多可保存3天,或立即食用(最好冷藏保存)。

温热杏仁奶茶

2人份

这种自制的牛奶富含镁,可以促进身体肌肉的放松,并含有有助于减轻炎症的化合物。炎症对长时间睡不着觉的人来讲不是一件好事情。

500毫升杏仁奶

½茶匙姜黄粉

¼茶匙肉桂粉

¼茶匙豆蔻荚粉

2茶匙蜂蜜

一小撮海盐

1.将所有食材放在一个小锅中,用中火加热。

2.慢慢加热牛奶,注意不要煮沸。

3.加热后,盛在小杯子里。

柠檬香蜂草、薰衣草和甘草根茶

2人份

柠檬香蜂草和薰衣草是两种草本植物,因其令人放松的特性而久负盛名,它们有助于促进睡意。甘草根有甜甜的茴香味,可以减少在饮料中添加糖的需要。

1汤匙干柠檬香蜂草

1汤匙干薄荷叶

1茶匙茴香籽

1茶匙干玫瑰花瓣

1茶匙干薰衣草花

2片甘草根

根据口味可以添加蜂蜜

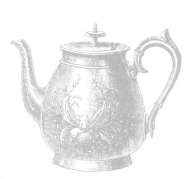

1.将所有原料放入茶壶中,然后倒入沸水。

2.煮5分钟,然后倒入滤茶器(也可以使用带滤茶器的茶壶)。

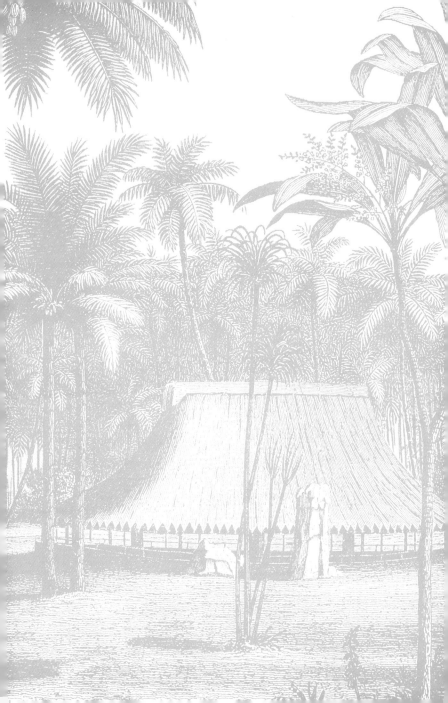

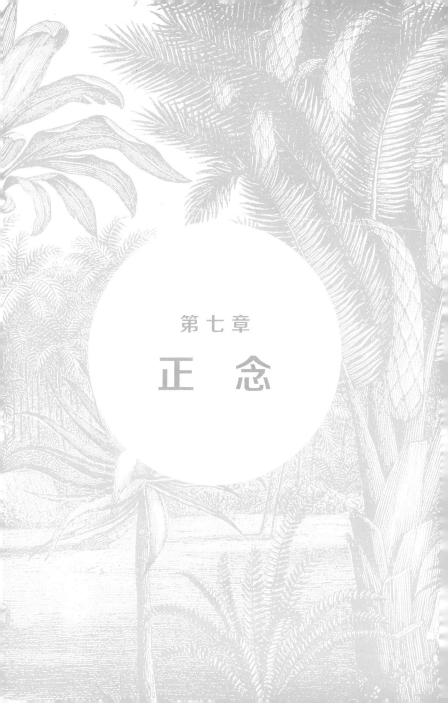

第七章

正　念

睡眠是最好的冥想。

——佚名

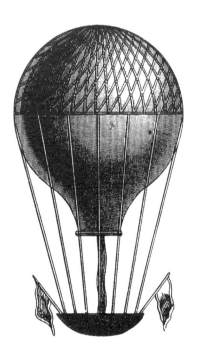

好睡好眠

为此失眠？

通过阅读下文这3个关键指标,可以帮助你确定压力是否是自己睡眠不足的根源。

你无法摆脱忙碌的思维

你不断地从不同的角度审视你的压力、忧虑和挫折。这就像它们在连续循环播放一样,你无法关闭它,也干扰着你进入睡眠的能力。

你正在使你的肌肉处于紧张状态

你正在经历肌肉紧张和疼痛,或与压力有关的疼痛,例如脖子和肩膀的疼痛或头痛，这些都使你难以入睡甚至难有睡意。更为复杂的事情是，睡眠不足会使你第二天遭受更严重的紧张性头痛和增加疼痛敏感度。

你的想法让你心跳加速

你的心率加快并发生变化，与此相关联的是皮质醇（一种应激激素）水平升高、身体紧张和增加自主神经觉醒，这些情况都会影响你快速入睡，无法拥有良好睡眠的能力。

如果你能确认其中一个甚至多个原因，可以尝试使用不同的方法来放松紧张的神经、减轻压力。

记住，你的目标是放松，而不是睡眠。

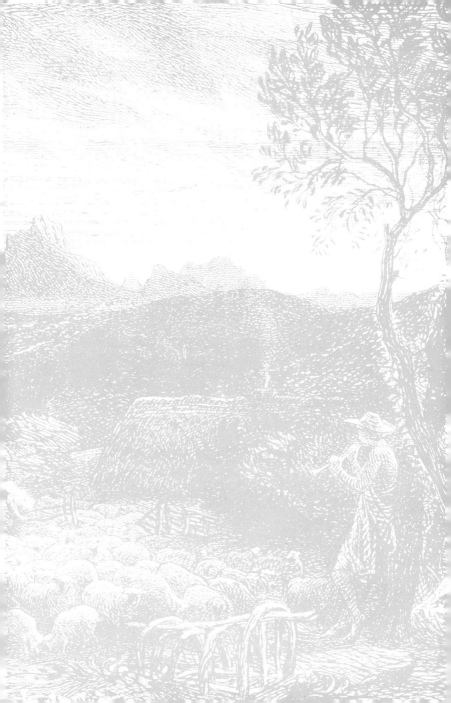

放松每一块肌肉

使用一些放松技巧可以帮助你达到身体和精神上的放松，减少紧张感，打断干扰睡眠的思维过程。

在一天中的任何时候（尤其是在睡前）都可以尝试这种放松技巧，每次20分钟，可以慢慢地，一次只放松一个肌肉群。

舒适地坐着或躺在一个安静的地方，双手放在身体两侧。

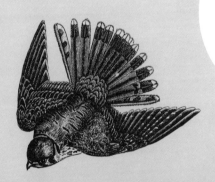

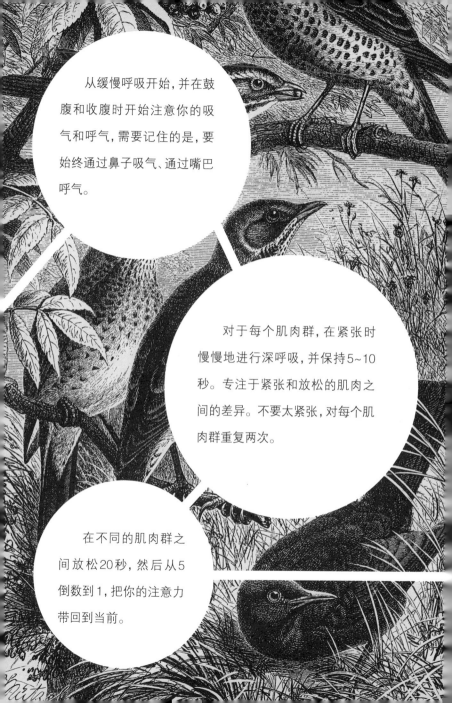

从缓慢呼吸开始，并在鼓腹和收腹时开始注意你的吸气和呼气，需要记住的是，要始终通过鼻子吸气、通过嘴巴呼气。

对于每个肌肉群，在紧张时慢慢地进行深呼吸，并保持5~10秒。专注于紧张和放松的肌肉之间的差异。不要太紧张，对每个肌肉群重复两次。

在不同的肌肉群之间放松20秒，然后从5倒数到1，把你的注意力带回到当前。

脚

脚趾向下弯曲

小腿和脚

将脚趾向自己的方向拉紧,收紧小腿肌肉。

整条腿

先挤压一侧的大腿肌肉,将脚趾向自己的方向拉,然后再换另外一侧重复同样的动作。

手

握紧拳头。

胳膊

为锻炼肌肉,收紧你的肱二头肌,把你的小臂向上拉向肩膀,同时握紧拳头。然后换身体的另一侧重复这个动作。

臀部

通过将臀部拉在一起来收紧它们。

腹部

收腹，吸肚子。

胸部

深吸一口气，
收紧胸部。

颈部和肩膀

抬起肩膀够到你的耳朵。

嘴

把你的嘴巴张得足
够大，大到足以张开你
的下巴的颌骨。

眼睛

闭上双眼，紧
紧地闭上。

前额

尽可能地扬
起眉毛。

想象一些东西

想象是一种有价值的练习，

可以帮助你放松，

有助于缓解压力和入睡。

与冥想不同的是，

为了达到一个期望的结果，

你的呼吸和思想会被引导到一个特定的方向，

这时视觉化会更加活跃。

这个技巧可以帮助你转移注意力，

远离那些可能导致压力和焦虑的想法，

把放松的感觉和脑海中平静的画面联系起来。

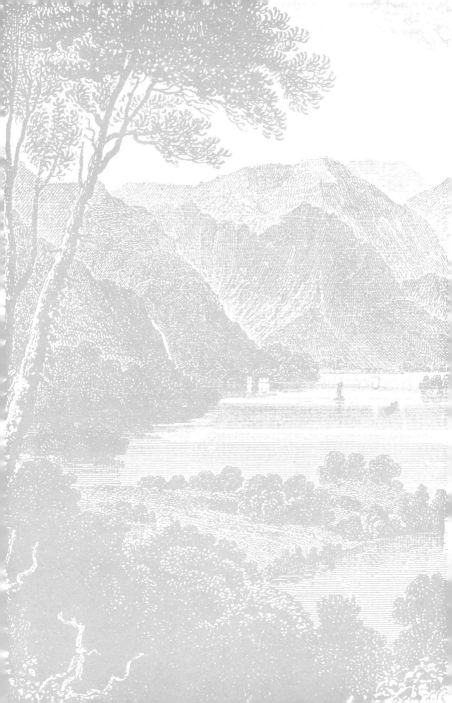

首先，找一个安静无干扰并让你感觉很舒服的地方，

深呼吸几次以使自己集中注意力，

然后闭上眼睛。

想象自己身处一个一切都非常理想的地方，

想象自己变得平静、放松，

或感到快乐和自在。

专注于场景中的每个感官元素，

为它们创建生动的形象，

花些时间在脑海中探索这些元素，

直到你感到放松。

保持这样的景象，

并说服自己可以再次回到这个地方，

这会帮助你放松身心，

然后睁开眼睛。

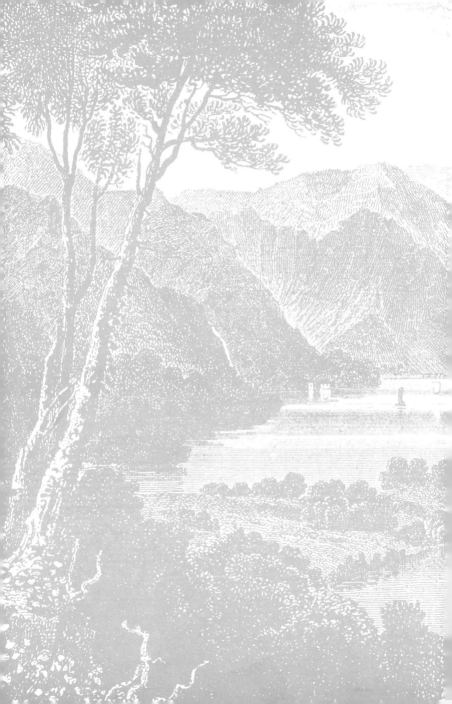

接下来几页中的示例之类的可视化指导可以帮助你入门。随着继续练习,你将能够更深入、更快速地进行练习。这里的示例很简短,你可以在网络上找到更长的脚本。还有许多应用程序也可以引导你进行可视化练习。

记住，

在进行这些练习时一定要深呼吸。

将一只手放在腹部，

感受吸气的鼓腹和呼气的收腹，

专注于通过横膈膜呼吸。

将另一只手放在上胸部，

确保静止。

我们大多数人都通过胸部呼吸，

这可以维持应激反应。

深呼吸能使副交感神经系统平静下来，

并使身体进入稳定状态。

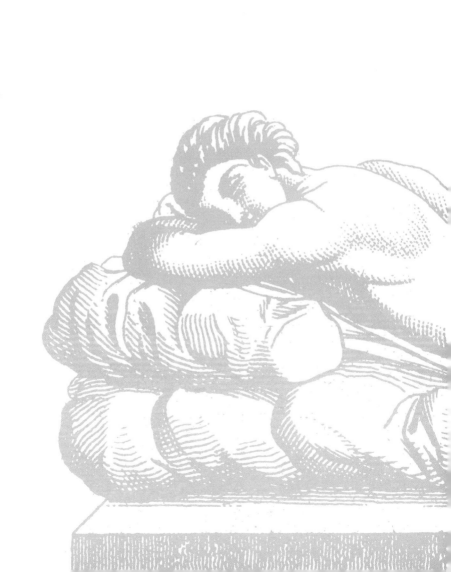

特别适合你的地点

选择你最喜欢的地方，一个可以让你感到平静和安全的地方。它可能是花园、瀑布旁、房间或任何你喜欢的地方。现在，闭上你的眼睛，想象自己就在那里，放松并深呼吸。

慢慢走动，注意周围的颜色和纹理。你看到了什么？你感觉怎么样？你听到了什么？你闻到了什么？慢慢走，不要着急，花一些时间探索每种感觉。

请注意你是感到多么的平和与放松，并记住这种感觉。对自己说："我很放松，身体感到温暖而充实，在这里我很安全。"享受深度放松的感觉。准备好后，轻轻地睁开眼睛，回到当下。

在海滩的一天

想象这是一个阳光明媚的日子,你正在沙滩上散步。

现在,闭上你的眼睛,想象自己就在那里,放松并深呼吸。

天空是蓝色的,水是清澈的,微风轻抚着你的皮肤,你会听到柔和的波浪声。

光着脚,脚趾间的细细沙流使你感受到这白色沙滩的温暖。

你穿着轻盈飘逸的衣服并深呼吸，呼吸着新鲜的海洋味道的空气。

一种自由的感觉冲刷着你的身体，躺下，让身体沉入温暖柔软的沙子中。

释放任何紧张感并放松自己的眼睛，同时继续与浪花的节拍同步呼吸。

你越来越放松。

对自己说：我很放松，我的身体感到温暖而沉重。

我在这里很安全。

不要忘了呼吸

睡前可以做很多有益的呼吸练习来放松自己，

如韦尔（Weil）博士开发的简单的"4-7-8呼吸法"。

这个过程中最重要的部分是屏住呼吸，

因为这能让氧气充满你的肺，

并在体内循环，

产生一种全身放松的效果。

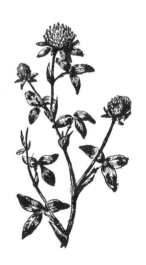

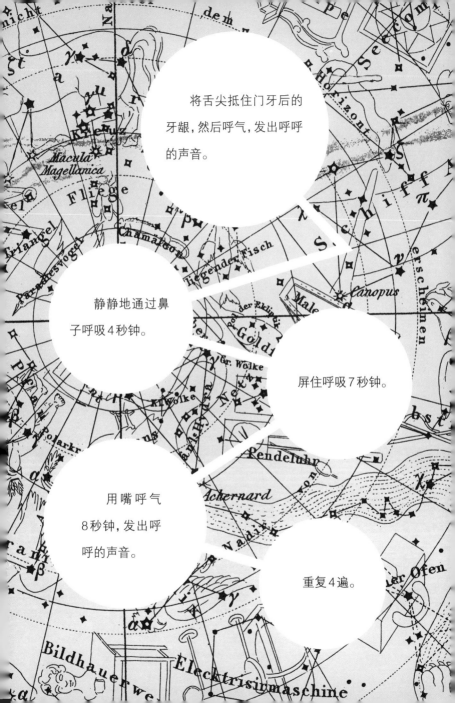

将舌尖抵住门牙后的牙龈,然后呼气,发出呼呼的声音。

静静地通过鼻子呼吸4秒钟。

屏住呼吸7秒钟。

用嘴呼气8秒钟,发出呼呼的声音。

重复4遍。

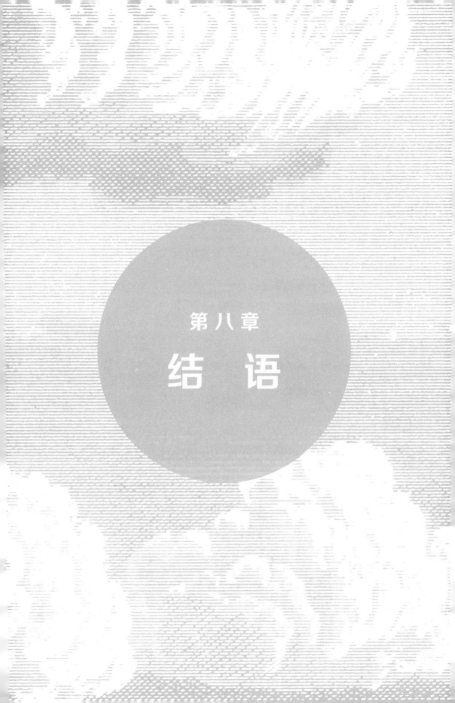

第八章

结　语

睡眠的艺术

不管你是从头到尾读完这本小书，

还是只是浅尝辄止，

我都希望，

它能帮助你，

更好地了解我们是为什么睡眠，

以及如何睡眠的。

现在，

对自己的睡眠状况，

你有了更多的了解，

你可以调整自己的行为、环境和饮食，

来形成你独特的睡眠习惯。

如果你仍然难以入睡，

也请不要惊慌。

请记住，

休息和放松虽然不能代替睡眠，

但仍然可以帮助你的身体恢复活力。

睡眠艺术的真正秘诀，

在于找到一种对你最有效的惯例。

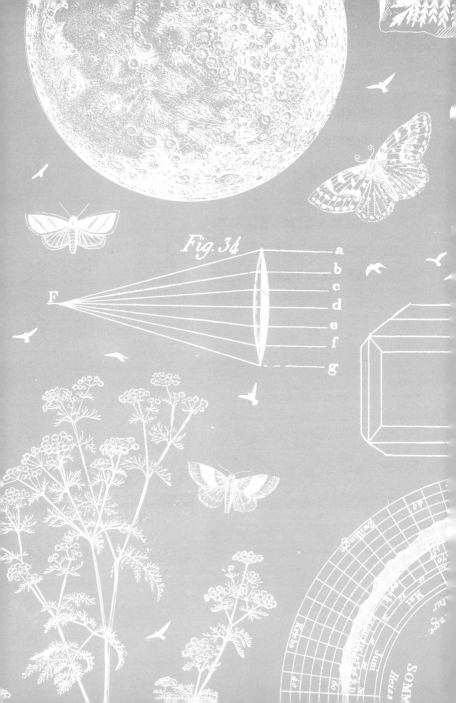

Fig. 34

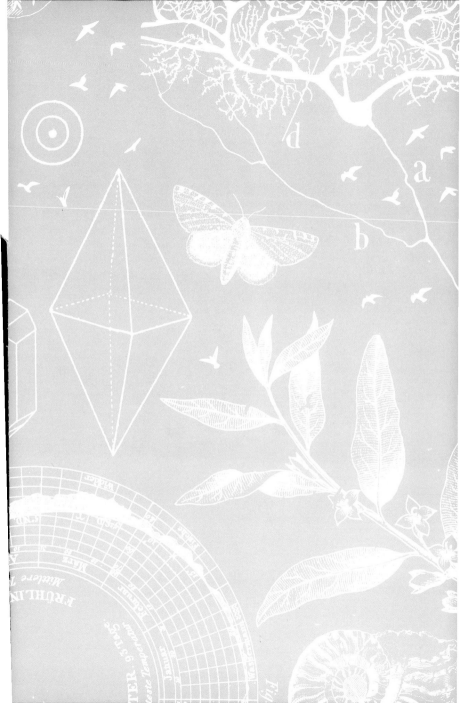

致谢

非常感谢我出色的经纪人多里·西蒙兹（Dorie Simmonds），是她激起了我写这本书的热情！她对我的坚持和信心使这本小书得以出版。感谢总部中所有团队的辛勤工作和创造性的投入，使本书在视觉上令人赞叹，尤其是负责设计和布局的史蒂夫·韦尔斯（Steve Wells），他使这本书栩栩如生。也要感谢夏洛特·默塞尔（Charlotte Mursell）的指导和引领，正是因为他出色的工作，才使得本书的工作一切如常。最后，感谢所有与我分享关于睡眠的见解和知识的专家们和受睡眠问题困扰的人们。

关于罗布·霍布森

　　罗布·霍布森（Rob Hobson）是一名注册营养师，拥有营养学学士学位、公共卫生营养学硕士学位，以及12年以上的专业从业经验。罗布的工作范围既包括公共卫生，也包括在英国国家医疗服务体系(NHS)内工作，还包括与慈善机构合作，以及与英国许多领先的健康和保健品牌合作。他的文章经常在英国的健康媒体上发表，曾为《每日邮报》《每日快报》和《妇女健康》等出版物撰写数百篇文章，并经常在广播和电视上发表演讲。罗布是畅销书《厨房排毒圣经》的合著者，该书已被翻译成几种不同的语言。罗布对健康充满热情，他简单的、现实的生活方式富有感染力，是专业知识和个人经验的结晶。他作为营养学家、健康饮食厨师和睡眠教练，与全球的私人客户分享了这种热情。